Sanjay Trivedi

O tratamento de queimaduras segundo o sistema de medicina ocidental e indiano

Sanjay Trivedi

O tratamento de queimaduras segundo o sistema de medicina ocidental e indiano

ScienciaScripts

ÍNDICE

RECONHECIMENTO

Ofereço a minha oração aos meus pais e ao Senhor Venkatesh que me deu força para ultrapassar todas as dificuldades durante a redação deste livro.

É com grande prazer que exprimo os meus pranams aos pés de lótus da minha mãe Smt.Kamaladevi e do meu pai, o falecido Pandit.Laxminarayanji Trivedi, que me transformou naquilo que sou hoje. Não fui capaz de trabalhar sem a ajuda e o apoio moral da minha querida mulher, a Dra. Akanksha, e da minha querida filha, a Ku.Adwija.

Tio Dr. R.R.Trivedi, falecido Sr. Vijaykumar e querido irmão Dr. Rahul, Sr. Manoj Trivedi, Sr. VinodTrivedi, Dr. Preamkumar, Sr. Om, Sr. Amar que sempre me inspiraram. Miss Chandan.P.Mishra, Ku.Dr.Rakhi, Ku.Dr.Sneha. Sinto-me feliz por poder dizer que as minhas queridas cunhadas Neeta, Archana e Namrata sempre me apoiaram e me abençoaram para que eu cumprisse o meu trabalho. Rosto sorridente de Ku. Janvi, Mestre Sujal Ku. Sanskruti, Mestre Swayam e Mestre Kanha mantiveram-me sempre alegre durante todo o meu trabalho.

Agradeço imensamente aos meus amigos Dr. Satish patil, Dr. Sanjay Jadhav, Dr. Sashikant wadkar que sempre me ajudaram em todos os cantos do meu trabalho

Rezo ao Senhor Dhanwantari para que me abençoe e me torne capaz de ajudar os doentes pobres e necessitados com a melhor ação possível.

"Preocupamo-nos e curamos".

Dr. Sanjay Laxminarayan Trivedi.

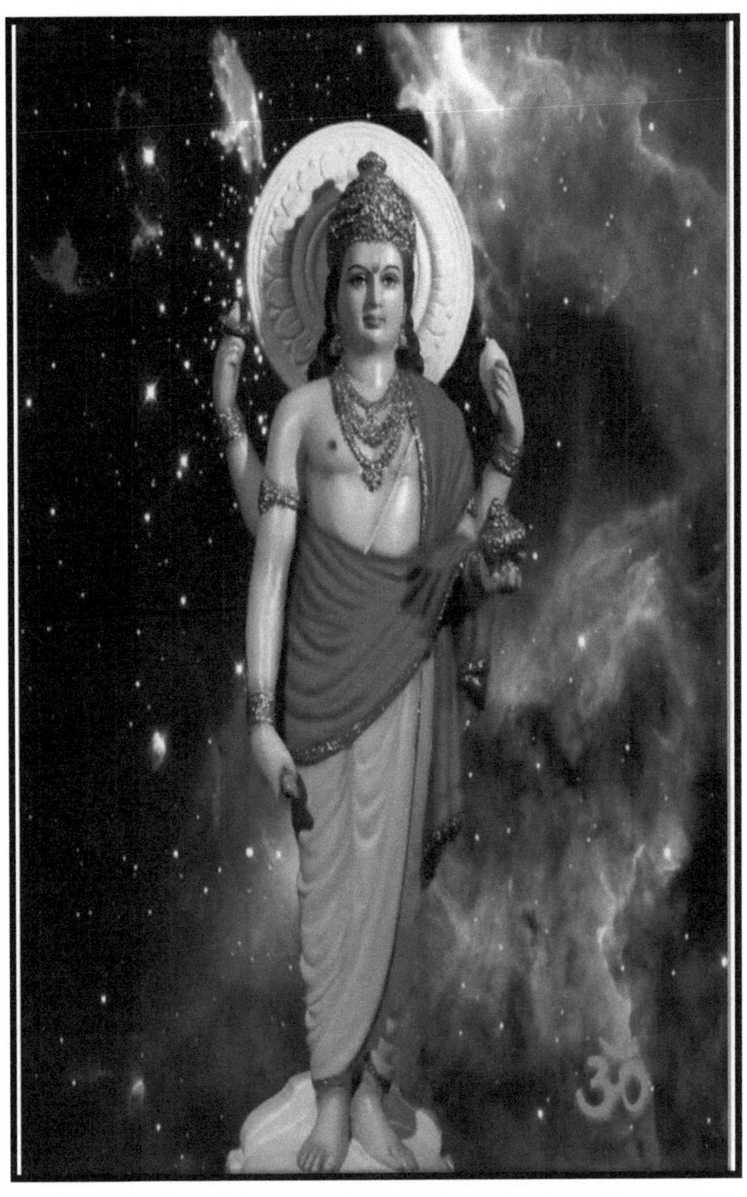

CAPÍTULO 1. INTRODUÇÃO

A queimadura é uma das lesões mais devastadoras e angustiantes que um ser humano pode sofrer. A dor e o sofrimento durante a fase aguda podem matar e causar um sofrimento considerável, pelo que as queimaduras necessitam frequentemente de hospitalização e tratamento prolongados. A gestão das queimaduras, tal como muitas outras disciplinas médicas, é ainda uma ciência em desenvolvimento. No entanto, no mundo ocidental, especialmente nas últimas três décadas, registou-se uma diminuição notável da mortalidade devido à melhoria da qualidade de vida das vítimas de queimaduras. No entanto, durante o mesmo período, embora se tenham registado grandes progressos, a incidência e a taxa de mortalidade continuam a ser muito elevadas na Índia e no Sudeste Asiático.

A natureza complexa do choque e da sépsis exige cuidados intensivos para as vítimas de queimaduras. As queimaduras superficiais extensas podem levar ao envolvimento de quase todos os órgãos e à sua falência. As condições mórbidas como desfiguração pós-queimadura, contracturas, cicatrizes hipertrofiadas e quelóides são frequentemente observadas nos sobreviventes. Sabe-se que vários outros tipos de problemas podem ocorrer durante o tratamento.

A compreensão básica da fisiologia patológica e dos vários aspectos da gestão das queimaduras é essencial para aceitar o desafio de cuidar das vítimas de queimaduras.

O resultado final de uma gestão adequada dos indivíduos que sofrem de queimaduras após uma compreensão clara do processo da doença é frequentemente encorajador e gratificante.

Os países em desenvolvimento registam uma elevada incidência de queimaduras, o que cria um problema de saúde pública grave. A elevada densidade populacional, o analfabetismo e a pobreza são os principais factores demográficos associados ao elevado risco de queimaduras. Cozinhar ao nível do chão com roupas largas, como saris e dupattas, coloca as mulheres em maior risco de queimaduras. Os fogões a querosene baratos, que comprovadamente funcionam mal, são uma causa comum de queimaduras.

O impacto das queimaduras nos recursos da comunidade é tremendo. O doente pode desenvolver problemas psicológicos devido às cicatrizes da vida. É evidente que a prevenção das queimaduras é melhor do que a cura. A prevenção eficaz depende do estudo completo das causas, dos factores de risco e da sua manipulação através da educação para a saúde.

Um dos ramos importantes da Ashtang ayurveda é o Shalya tantra. Na antiguidade indiana, a cirurgia era uma especialidade. Acharya sushruta foi o primeiro autor de tratados conhecidos como "sushrut samhita", que é o documento mais antigo do mundo sobre práticas cirúrgicas. É considerado o pai da cirurgia indiana, bem como da cirurgia plástica. A caraterística marcante deste texto dá-nos uma imagem de um ramo bem desenvolvido da cirurgia, que era amplamente praticado. As actividades aí narradas podem ser praticadas ainda hoje. Este tratado também trata do tratamento de feridas, fracturas, luxações e medidas cirúrgicas e paracirúrgicas

Sushruta explicou o Agni Karma (cauterização) para fins terapêuticos: a cauterização incorrecta e inadequada causa queimaduras. Os pormenores das queimaduras, a sua classificação, as complicações e também o tratamento foram explicados no mesmo contexto. Sushruta classificou as feridas de queimaduras com base em factores etiológicos e também na profundidade, o que é muito importante para o planeamento do tratamento. De acordo com os factores etiológicos, foram divididas em seis tipos: Agni dagdha, Kshara dagha, Ushna vata atapa dagdha, sheeta varshaneela dagdha, indra vajragni dagdha e Ati tejasa dagdha.

De acordo com a profundidade, a ferida foi classificada em 4 tipos: Plushta dagda, Durdagha, Samyaka dagdha e Atidagdha. O tratamento de feridas ou úlceras foi explicado em shashti upakramas (60 procedimentos), o que constitui uma contribuição notável de sushruta, que não se encontra noutros ramos cirúrgicos. Estes upkramas também incluem uma terapia específica para feridas, queimaduras e escaldões. Os sinais, sintomas e factores causais do dagdha vrana são muito semelhantes às descrições da ciência moderna.

Desde que o homem descobriu o fogo através da fricção acidental de pedras, tem experimentado tanto as vantagens como as desvantagens da sua utilidade. Por um lado, é utilizado como principal fonte de energia, mas, por outro, pode causar os efeitos mais desastrosos.

Na Índia, a incidência de queimaduras é de 1 000 000 de doentes por ano e a mortalidade devida a queimaduras é um problema de magnitude considerável, com um número estimado de 22 308 mortes por ano.

10% de todas as mortes acidentais e 7% de todos os suicídios na Índia foram causados por incêndios. Este número pode estar a aumentar todos os anos, se se tiver em conta a subnotificação grosseira.

Em todo o mundo, as causas acidentais são mais numerosas do que os riscos acidentais e industriais. Trata-se, portanto, de um perigo importante. Trata-se, portanto, de um problema socioeconómico importante.

Nenhum ferimento sofrido pelo homem é tão assustador com complicações como a queimadura.

A perda da pele, com toda a sua função protetora e homeostática, expõe o corpo a uma variedade de tensões. O tratamento de queimaduras graves envolve procedimentos cirúrgicos, anestesia geral repetida e mudanças frequentes e dolorosas de pensos. A utilização de agentes antimicrobianos tópicos clinicamente eficazes foi desenvolvida em meados de 1960, tendo estes agentes vantagens e limitações específicas para uma utilização selectiva que satisfaça as necessidades individuais de tratamento de feridas.

A principal limitação do creme para queimaduras com "acetato de mefenida" é que produz dor quando aplicado em queimaduras de espessura parcial e inibe as anidrases carbónicas, o que promove a perda de bicarbonatos pelos rins e acentua a hiperventilação pós-queimadura. Estes dois distúrbios predispõem o doente para o desenvolvimento de acidose. O principal inconveniente da "sulfadiazina de prata" inclui o desenvolvimento de neutropenia, a ineficácia contra determinados organismos gram-negativos [algumas estirpes de pseudomonas e praticamente todas as espécies de enterobacter] e também o retardamento da cicatrização de feridas na mesma medida. As limitações da impregnação com "nitrato de prata" são: impede o movimento das articulações envolvidas e a sua remoção aquando da mudança de pensos pode causar dor.

Todas estas aplicações tópicas não proporcionam um alívio satisfatório das características associadas às queimaduras, como a dor, a sensação de ardor, a exsudação excessiva, etc. Por isso, existe um vasto campo de investigação nesta direção para responder a todos estes desafios.

No presente estudo, foi concebido um novo conceito através da aplicação tropical de Yastimadhu ghruta e a ferida é coberta com Kadali patra fresco e esterilizado. As folhas da planta Kadali são longas, oblíquas, grossas, grandes, verdes, lisas, brilhantes e planas.

Com cerca de 1,2 a 1,8 metros de comprimento, apresentam duas epidermes, a superior ou adaxial e a inferior ou abaxial, constituídas por camadas simples/múltiplas de células achatadas.

A epiderme tem estomas, que permitem a troca de gases e vapores na face dorsal dos ésteres de ácidos gordos de cadeia longa e ácidos monohídricos. A presença de grandes espaços de ar no parênquima ajuda a reter o ar e a humidade. Após a autoclavagem, as folhas tornam-se castanho-esverdeadas, mas continuam a manter todas as características morfológicas, como o revestimento ceroso. A folha de bananeira forma uma superfície uniforme sob a qual ocorre o crescimento epitelial. A remoção fácil de Kadali patra durante a mudança de penso mantém intacto o epitélio novo e delicado. A fácil remoção do Kadali patra durante a mudança do penso mantém o epitélio novo e delicado intacto. A aderência da folha devido ao revestimento ceroso da folha evita a erosão repetida da superfície crua, como acontece com outros pensos de gaze. Considerando que a Yastimadhu ghruta tinha as suas próprias propriedades Vrana Ropak e Daha prashamanak devido às suas propriedades Rasa, Guna, Veerya, Vipaka e Pra

CAPÍTULO 2. ASPECTO AYURVÉDICO DO SKINE (TWACHA SHARIR)

Twacha é uma camada protetora sobre o corpo que protege do calor, do frio e das infecções externas. Charaka e Sushruta descreveram Twak Shariram em pormenor. Acharya Sushruta definiu Twacha como upadhatu de Mamsa dhatu. Twacha num Gnyanendriya, fora do Pancha Gnyanendriya. Gnyanendriya significa um órgão dos sentidos. Transmite a sensação do tato, tanto as sensações agradáveis como as desagradáveis, são sentidas através da pele. Cobre tanto a parte externa como a parte interna do corpo, cobrindo assim todo o corpo. Abrange também outras partes dos sentidos, como o nariz, a língua, os olhos e os ouvidos.

A pele é descrita como Matruja avayava, ou seja, desenvolvida a partir do elemento materno. A pele é panchabhoutika, ou seja, feita a partir da combinação de panchmahabhuta, mas de entre eles o vayu mahabhuta é o predominante, o que por si só é explicativo, ou seja, o órgão sensorial do tato.

De acordo com Charaka, o desenvolvimento da pele ocorre simultaneamente com as outras partes do corpo no Trutiya masa, ou seja, no 3rd mês de vida intra-uterina. Ele explicou muito bem que a pele se desenvolve como as camadas de creme no leite. Como o aquecimento do leite resulta na formação de camadas de creme na superfície do leite a ferver e, consequentemente, twacha é a diferenciação celular mais precoce do produto da fusão de shukra e Shonita durante a formação de outros dhatus no Garbha.

EXISTEM DIFERENTES PONTOS DE VISTA SOBRE O DESENVOLVIMENTO DA PELE, QUE SÃO OS SEGUINTES

1. Charakacharya opinou que o desenvolvimento da pele resulta do Shukra, shonita durante a formação de todos os dhatus.

2. Vagbhata afirmou que a pele se desenvolve durante a formação do sangue no 6th mês.

PANCHBHOUTIKATWA DE TWACHA

Twacha é constituído por Panchmahabhutatmaka guna.

i.	**Parthiv -**	**Kesha, Roma**
ii.	**Jaliya-**	**Ras & Lasika**
iii.	**Tejas**	**- Kanti, Prabha, Varna (cor da pele).**
iv.	**Akash**	**- Lomkupa**
v.	**Vayavya-**	**Trabalhos de Sparshgrahan, de Twacha, Aceitação de Samvedana.**

Dosh, Dhatu e Mala Sambandha de Twacha

Dosha:-Vata dosha é útil para a função de twacha. i.e Sparshadnya, Rasasamvahan ect. Vyana Vayu está principalmente a fazer esta função.

1) Pitta - Bhrajak pitta é responsável pela cor do twacha (varna), kanti, chhaya & Prabha (brilho) do twacha. Regula o ushnataman (temperatura) do corpo. Ajuda no Pachana da aplicação local, como sneha, lepa e parisheka, etc.

2) Kapha - mantém o snigdhata de Twacha

Dhatu

1) Rasa dhatu: preenana dos outros dhatus e mantém a composição normal do corpo.

2) Rakta dhatu: é varnaprasadaka e confere a tez. A função do rakta é poorana dos outros dhatus e manter o varna normal do corpo. O sparshadnayan também depende do Rakta dhatu normal.

3) Mamsa dhatu: Twacha é o mula sthana de Mamsavaha Srotas. Twacha é o updhatu de Mamsa dhatu.

4) Shukra dhatu : As pessoas Shukra sara têm snigdha varna twacha.

Mala:

1. Sweda, mantém o snigdhata de Twacha.

Ojas:

1. Ojas é o sara dos sapta dhatus. Na cronicidade da doença, normalmente encontra-se ojakshaya. Causa Mamsakshaya e também causa rukshata em Twacha.

Funções da pele segundo a Ayurveda

Os Doshas, Dhatus e Malas desempenham um papel importante no corpo. A pele retém água e mantém-se húmida. É evidente que tem uma relação com o teor de água e o suor, tal como descrito por Charakacharya em Sharir Sthana. A pele é responsável pela absorção de sneha lepa e das pomadas aplicadas sobre ela.

O vruddhi de Vatadosha no corpo é diagnosticado pelo escurecimento da pele, o vruddhi de pitta dosha no corpo resulta numa coloração amarela da pele, enquanto no kshaya de pitta o brilho da pele se perde, o vruddhi de kapha dosha causa uma descoloração esbranquiçada da pele.

O kshaya de sweda resulta na abertura da pele, pelo que se pode concluir que a presença de sweda é essencial para manter a saúde da pele. A oleosidade da pele está relacionada com o Majja dhatu, que se manifesta na pele.

FUNÇÕES PRINCIPAIS DE TWACHA

1) Funções sensoriais - Sparshdyan.

2) Manutenção da temperatura corporal.

3) Proteção do corpo contra Aghat.

4) Remoção de mala por sweda, ou seja, suor.

5) Varna, ou seja, cor por meio de Bhrajak pitta.

6) Actua como vias de medicação, ou seja, absorve os medicamentos após aplicação local.

Tipos de Twacha:

Existem diferentes teorias entre os Acharyas relativamente ao número de camadas. Charaka considera que a pele é composta por 6 camadas, enquanto outros Acharyas consideram que a pele tem 7 camadas.

Tabela No.1: - Tipos de Twacha de acordo com Brithatrayi

Não	Charaka	Sushruta	Vagbhatan

1	Udakadhara	Avabhasini	Bhasini
2	Asrugdhara	Lohita	Lohita
3	Sidhma Kilasa sambhav adhishthana	Shweta	Shweta
4	Dadru kushtha sambhav adhishthana	Tamra	Tamra
5	Alaji Vidradhi sambha adhishthana	Vedini	Vedini
6	Tamas yukta / Arunshi sambhav adhishthana	Rohini	Rohini
7	-	Mamsadhara	Mamsadhara

SIRA DHAMANI LASIKA ENVOLVIDO EM TWACHA:-

Os quatro dhamanis, que têm origem em Nabhi e atravessam horizontalmente, acabam por se dividir em milhares de ramos, formam uma rede no corpo e estão bem unidos aos romakupas (folículos capilares) e gharma granthis (glândulas sudoríparas). Através destas pequenas aberturas, o veerya do medicamento aplicado sob a forma de abhyanga, parisheka e alepa entra no corpo. Depois é submetido a paka por bhrajaka pitta, que está situado em twak e é absorvido pelo corpo.

REVISÃO HISTÓRICA DA QUEIMADURA (AGNI DAGDHA VRANA)

Período pré - védico:

No período pré-védico, todos os tipos de doenças e lesões eram considerados fenómenos mágico-religiosos e atribuídos a causas sobrenaturais. E os encantamentos e rituais mágicos tratavam-nas. Desde que o homem descobriu o fogo com pedras, tem vindo a experimentar os seus benefícios e malefícios. Como os registos históricos sobre os métodos de tratamento no período pré-védico são muito escassos, não podemos dar muitas referências.

Período védico:

Encontramos explicações sobre a Ayurveda tanto no Rigveda como no Atharvaveda. Como o Rigveda começa com as palavras "Agnimeele purohitam", podemos considerar a importância de Agni no período védico. O Rigveda fornece as seguintes referências sobre Agnidagdha vrana e o seu tratamento com a ajuda de Ghrita.

Os Atharvaveda procuram estabelecer a relação de causa entre os demónios e as doenças. Havia muito pouca patologia ou terapia na explicação atharvavédica. De facto, as ideias védicas sobre patologia, diagnóstico, anatomia, terapia e toxicologia não estavam claramente estabelecidas.

No Atharvaveda, a explicação relativa à ferida e ao seu tratamento encontra-se no Kaushika Sutra (26/38). Encontramos muitos ritmos relativos ao tratamento de feridas de queimaduras (II/31/32) V/23) Kau. Sut. Práticas prescritas em relação ao Atharvaveda ((/31, V/23 (27/14-20, 30/120). Em V/223, temos o recital, onde agnidagdha vrana, que é o resultado de um agnikarma, é ungido com a mistura de sigruparna e manteiga.

Samhita Kala:

Os Brihattryis são a fonte de informação disponível e documentam textos de uma tradição médica bem desenvolvida. Não encontramos uma explicação pormenorizada sobre o Agni dagdha vrana e a sua gestão no Charaka samhita, exceto que ele considerou os vranas como sendo de dois tipos. São os nija vrana causados pelos doshas e os Agantuja vranas causados por causas externas. Mas no Sushruta samhita encontramos a explicação pormenorizada do dagdha vrana, as suas causas, patologia, classificação, tratamento e complicações. Sushruta explicou Pramad dagdha e as suas causas, etiologia e tratamento, descrevendo a cauterização como método paracirúrgico de tratamento.

Em Ashtang Samgraha e Hrudaya, as descrições básicas são quase as mesmas de Charaka e Sushruta. Autores posteriores, como Chakradatta, Yoga Ratnakara, Bhishajya Ratnavali, Madhavkara, etc., explicaram os mesmos princípios básicos, mas explicaram novas preparações compostas e aplicações externas.

Na época de Hipócrates, tinha aconselhado pensos quentes embebidos em vinagre para aliviar a dor e, mais tarde, tratou as queimaduras curtindo-as com uma solução de casca de carvalho. Em 1956, Clowes escreveu um tratado sobre as queimaduras por pólvora. Não diferenciava a profundidade das queimaduras. Os muitos médicos gregos modernos e os médicos modernos posteriores explicaram muitas linhas de tratamento como o mel, a manteiga, a compressa, a água fria, os extractos de plantas, os banhos salinos, etc.

DERIVAÇÃO

O termo Agni dagdha vrana é a combinação de; Agni', 'Dagdha' e 'Vrana'.

Agni. A palavra "Agni" deriva de "Yadva angiti urdhwam gachchhati iti agni gatau", que significa o que toma o rumo da ação na direção ascendente.

Significado: Fogo de Agni, fogo sacrificial, fogo do estômago, deus do fogo, faculdade digestiva.

Sinónimos:

1. Vaishwanara - o filho de Vishwanarra (um santo)

2. Vahni - Aquele que transporta as ofertas de sacrifício a Deus

3. Dhanajaya - aquele que conquista a riqueza

4. Krupita Yoni - - aquele que permanece em Udara na forma de Jatharagni

5. Jwalana - Lenha

6. Jatuvedo - Aquele que permanece no corpo de todas as criaturas sob a forma de Jatharagni

7. Tanoonapat - Aquele que permanece no corpo de todas as criaturas sob a forma de Jatharagni

8. Barhi - Aquele que sobrevive com a ajuda de ghruta e outras oferendas sacrificiais

Agni Dagdha:

Derivação: A palavra "Dagdha" deriva de "Dahyate sma iti", que significa aquilo que arde. Por esta derivação, podemos concluir que dagdha significa queimado.

Significado: Dagdha significa queimar ou acender. Dagdha significa queimado, abrasado, consumido pelo fogo, fomentado, pintado, etc.

Sinónimos: Prushtaha, Plushta, Uditaha

Vrana

Derivação: A palavra "Vrana" deriva da raiz "vran" para significar "gatra vichurnane

i. e que destrói o corpo.

Significado: Vrana significa ferida, ferida, úlcera, abcesso, furúnculo, cicatriz, cicatriz e fissura

Sinónimos:
1. Kshatam - significa lesão ou dano
2. Eermam - espalhar ou fazer espalhar

3. Aru - espalhamento

4. Eerma - que se propaga ou provoca a propagação

Nirukti de Vrana:

Vranayate iti vrana || Vaivarnay karoti iti vrana ||

Após a cicatrização, há uma descoloração da pele e, por isso, é chamada de Vrana.

Há formação de cobertura no local da vrana.

Definição de Vrana

A condição em que há destruição do tecido numa determinada parte e também deixa uma cicatriz após a cura que permanece durante o resto da vida é chamada de Vrana.

Tipos de Vrana:

1. Nija : Vata, Pitta, Kapha e Rakta dushti ocorrem devido a Dosha prakopake aahar - vihar, ayog ou atiyoga ou mithya yoga de Pancha karmas e podem transformar-se em vrana.

2. Agantuja: Aqui o dosha parkopa não é encontrado inicialmente, mas a formação de vrana ocorre devido a aaghat prahar, dand, agni, kshar e kitaka, mas alterando vários hetus dashaprakopaka estes shuddha vrana podem transformar-se em Dushta vrana.

Nota: Assim, o dagdh vrana (Queimaduras) é abrangido pelo Aagantu vrana, ou seja, Shuddha vrana. De acordo com Sushruta, existem 16 subtipos de Nija vrana de acordo com as combinações de Vata, Pitta, Kapha e Rakta. Também Chhinna, Bhinna, etc. são 6 subtipos de Aagantu vrana.

O Agnidagdha vrana significa ferida por queimadura causada por fogo ou aplicação de calor.

Factores etiológicos da dagdha vrana:

1. Agni

2. Kshara

3. Sheeta varshaneela

4. Atitejasa

5. Indravajragni

6. Ushna vat atapa

Samprapti de Dagdha vrana:

Devido ao contacto com o fogo, o sangue fica imediatamente mais viciado e, ao mesmo tempo, pitta também fica viciada devido à sua semelhança com veerya e também aos seus caracteres. Devido a isto, o doente sofre de dores fortes e sensação de ardor. Imediatamente se formam bolhas no corpo e o doente sofre de febre e sede.

Classificação de Dagdha vrana:

1. Classificação de acordo com a etiologia:

A.Agni dagha vrana

É causada pela aplicação de calor, o que é explicado no contexto da cauterização sob o título "Itaratha dagdha". Mais uma vez, foi classificada como causada pelo calor seco (Ruksha dagdha) e causada por gorduras e óleos (Snigdha dagdha)

Entre estas duas variedades, diz-se que o snigdha dagdha é mais doloroso do que o ruksha dagdha. Porque os sneha dravyas entram nos canais minúsculos juntamente com o calor e destroem imediatamente os tecidos mais profundos.

Os materiais que podem causar calor seco e que podem causar snigdha dagdha são os seguintes - Ruksha dagdha por Pippali phala, fezes de cabra, Jambavaushtha shalaka e outros metais e Snigdha por Ghee, gordura, óleo, cera de abelha, resina, jaggery e mel.

B. Kshara dagdha vrana

Queimadura causada por álcali, que foi explicada no karma Kshara.

C. Ushna vata atapa dagdha.

Queimadura causada pelo ar e clima quentes, que 1 dá a explicação da insolação.

D. Ati tejasa dagdha

A queimadura causada por uma partícula irritante ou por irradiação.

E. O que é o "Dagdha" de Sheeta varshaneela

A queimadura causada pelo excesso de frio e água fria.

F. Indra vajragni dagdha

A ferida do pão é causada por um raio.

2. Classificação de Dagdha vrana com base na profundidade

A. Plushta dagdha

Neste caso, verificamos uma mudança na cor da pele e uma sensação de queimadura grave.

B. Durdagdha

Nesta condição, haverá formação de bolhas, diferentes tipos de dor sentida pelo doente, como sucção, ardor, etc. A ferida fica com eritema e supuração. A dor é mais intensa e a cicatrização é mais tardia.

C. Samyak dagdha

A ferida, que não é profunda, tem uma cor semelhante à do Tala phala (fruto da palmeira, escura nos bordos e esbranquiçada no centro) e tem uma profundidade óptima. Existem todas as características de uma ferida de queimadura corretamente cauterizada. Foram explicadas características específicas para a cauterização dos tecidos mais profundos, tais como:

(a) Samyak dagdha laxanas da pele

Haverá produção de pele contraída com cheiro a aves sonoras.

(b) Samyak dagdha laxanas de Mamsa `

A ferida é de cor acinzentada com edema, menos dor, ferida seca e contraída.

(c) Samyak dagdha laxanas de Sira e snayu

A ferida apresenta uma descoloração negra e está elevada. Não se observam descargas.

(d) Samyak dagdha laxanas de sandhi e Asthi

A ferida estará seca; ligeiramente esbranquiçada, a superfície da ferida será áspera e dura.

Estas são as características que podem ser observadas através da cauterização adequada num determinado local, de acordo com a necessidade da doença. Mas mesmo estas características podem ser observadas nas queimaduras acidentais, onde é necessário um tratamento adequado de acordo com a condição.

D.Atidagdha: Nesta situação, as estruturas mais profundas são afectadas. As características deste tipo de queimadura são a suspensão do músculo queimado e o mal-estar

Tabela No.2: Diferentes tipos de Dagdha de acordo com diferentes Acharyas

Não	Sushruta	Ashtang Samgraha	Ashtang Hridaya	Sharangadhara
1	Plushta	Tutela	Tutela	Plushta
2	Durdagdha	Durdagdha	Durdagdha	Durdagdha
3	Samyak dagdha	Samyak Dagdha	Samyak dagdha	Samyak dagdha
4	Atidagdha	Atidagdha	Atidagdha	Atidagdha

a = Sutrasthana 12/13-39 do Sushruta Samhita b = Sutrasthana 40/6 do Ashtanga Samgraha

c = Ashtanga Hrudaya Sutrasthana 30/46 d = Sharangdhara Poorva khanda 7/78

Sintomas de inalação de fumo:

Devido à inalação do fumo, podem observar-se sintomas como dificuldade em respirar (dispneia), espirros frequentes, distensão abdominal, tosse, sensação de ardor e vermelhidão dos olhos. A pessoa sofre muito com a sede, sensação de ardor, febre e fica emaciada. A pessoa pode até ficar inconsciente.

Tabela que mostra os diferentes tipos de doshik vranas com adhistana, shrava, vedna e varna: Tabela n.º 3

Dosha	Adhishtana	Descarga(srava)	Vedana	Varna
Vata	Twacha Mamsa Siras snayu Bone Joints Kostha	Parusha Espuma aquosa de cor negra ksharodaka mamsa dhawana água de arroz	Picar, esfaquear, bater, cortar, atirar, irritar, rasgar, ler, comer, penitenciar, dor não específica	Cinza, cinzento, enegrecido
Pitta	Assemelha-se	Gomeda, gomutra, Shankha, Bhasma, Ks harodaka.	Bypasses localizados, generalizados, regnais de tipo dorurning.	Azul, amarelado, verde, sangue, castanho, etc.
Kapha	Assemelha-se	Manteiga, Majja, Pisti, Água de coco tenra, Gordura de porco.	Dormência, sensação de peso, comichão, dor ligeira, sensação de frio	Branco, brilhante, pálido
Rakta	Semelhante a	Pitta dosha	Semelhante ao pitta dosha	Semelhante a pitta
Tri-Dosha	Assemelha-se	Sumo de ervaruka, água de kanji, priyangu phala	Todos	Cor mista

Etapas do Vrana Ropana:

1. Característica de shuddha vrana -

A ferida não está associada aos três doshas, os bordos são de cor shyaa (castanho-escuro), não há erupções (mamsakar), a superfície é uniforme e não há corrimento nem dor

2. Características de Rohita vrana

A cor da ferida será de kapotha varna, aquela que não tem pus, a ferida que é sthira e apresenta 'Chiptikas' (erupções) é conhecida como Rohita vrana.

3. Características do Samyaka rudha vrana

O trajeto da ferida está completamente preenchido, não haverá qualquer mamsankura ou sensação de comichão à volta da ferida, a pele da ferida terá a cor da pele saudável e estará ao nível da superfície da pele saudável. Estes são Samyaka Rudha vrana laxanas.

Chikitsa

Tratamento de Plushta Dagdha

Com a ajuda de Agni, as zonas queimadas aquecem e a aplicação também é feita por Ushna veerya yukta dravyas. Devido ao contacto com o fogo, o corpo fica mais quente e o sangue também. Nestas condições, se forem tomadas medidas frias ou se for borrifada água fria, o sangue pode ficar excessivamente viscoso (Skandana), pelo que se deve usar água quente para lavar e beber. A água fria nunca deve ser utilizada.

Tratamento de Durdagdha vrana

Neste caso, devem ser utilizadas medidas frias e quentes. Mas o ghee, a pasta ou quaisquer aplicações externas usadas para parisheka devem conter Sheeta veerya dravyas.

Aplicações externas

i. Para a aplicação externa, Vanshalochana, Gairika, Plaksha e Guduchi são transformados em pasta e depois misturados com Ghee e utilizados.

ii. A carne de animais de lugares secos, pantanosos e aquáticos é misturada e bem triturada, sendo depois utilizada para a aplicação externa.

iii. Se houver uma sensação contínua de ardor na parte local ou em todo o corpo, então é preciso tratar de acordo com a linha de tratamento de pittaja Vidradhi.

Tratamento de Atidagdha vrana

Primeiro deve ser feito o desbridamento dos músculos carbonizados e depois devem ser empregues todas as medidas frias. Podem ser aplicadas pastas preparadas com pó de arroz Shali e decocção da casca de Tinduki, que é misturada com leite. Depois, a ferida deve ser coberta com folhas de Guduchi e Lotus. O restante deve ser seguido de acordo com a linha de tratamento de pittaja Virsharpa, ou seja, aplicação a frio que é preparada a partir de Kaseru, Shringataka. Kamala, Bhadra, Musta e lama com lótus, todos triturados juntos e misturados com Ghee, podem ser feitos. Esta pasta deve ser aplicada sobre o pano que cobre a ferida.

A pasta preparada pelo sugandhika, Bla Lamajjiak truna, Chandana, Mukta, Mani e Gairika triturada com leite e misturada com Ghee pode ser aplicada. A pasta de Prapoundarika, Yashtimadhu, Ksheeravidari, Manjishtha, Padmaka, Chndana e Utpala Sariva pode ser utilizada para aplicação externa.

O Parisheka deve ser feito com a decocção do grupo de medicamentos Vatadi e o seka deve ser feito com o Ghee preparado a partir de alguns medicamentos e mel frio com água e açúcar com sumo de cana. Gouryadi Ghrita também pode ser utilizado em Atidagdha Vrana.

Mistura-se uma quantidade igual de Yavabhasma e Tila bhasma com Atasi taila ou Tilataila, e depois prepara-se malahara e aplica-se como Lepa. Mistura-se Yava bhasma com a mesma quantidade de Tilataila e aplica-se como Lepa. Como tratamento imediato em Atidagdha vrana, deve aplicar-se mel e depois Deve-se polvilhar com pó de Yava. Isso arrefecerá a sensação de ardor.

Tila, que é triturada com manteiga, preparada por Mahisha dugdha e aplicada sobre a parte, o que reduz a sensação de ardor e a dor. A raiz de Jalapippali deve ser triturada com água e aplicada.

Preparação para recuperar a cor normal da pele:

Lepa

Kaliyakadi pralepa: O lepa preparado a partir de peeta chandana, Priyangu, amrasthi,

Nagkeshara, Manjishtha, Parada, que foram transformados em pó e depois misturados com Gomaya são aplicados para recuperar a cor normal após uma queimadura.

Twagromadi mashi: A pele, o pelo, o chifre e o osso dos animais de quatro patas são queimados até se transformarem em cinzas e tomados em quantidades iguais e a lepa é preparada por Tilataila.

No caso de Vrana Granthi, pode ser utilizado o mesmo tratamento que o de Granthi ou Kshara.

Manashila, haratala, Manjishtha, Laksha, Haridra, Daruharidra são todos tomados em quantidades iguais e pulverizados e o lepa é feito misturando com Ghee e mel.

O lepa preparado com cinzas de Shweta Tulasi, por ANtardhuma vidhi e misturado com água.

Loha churnadi lepa - Loha bhasma, Kaseesa e Triphal são misturados e transformados numa pasta, que restaura a escuridão normal da pele. Chakradutta 44/100

-Prapoundakadi pralepa CD 53/6

- Kaserukadi lepa CD 53/7

- Pancha valkala pradeha CD 53/8

- Padmin pankadi lepa CD 53/9

- Nyagrodhadi lepa Chakradutta 53/10

- Tinduki kwatha misturado com Ghee utilizado
como lepa Bhava Prakash 47/105

Churna:

Ashwattha churna Bhaishajya Ratnavali - 48/17; Chakradutta 44/48

Ghritas:

Leerakadya ghritam BR 48/18; CD 44/47   Manjishtadya ghritam CD 44/93

Madhuchishtadya ghritam Gad Ni 144   Jatyadi ghritam Harita Samhita 35/26

Gouryadya ghritam CD 44/75

Taila: Patali taila Chakradutta 44/94; Bhaishajya Ratnavali - 48/19

Manjishthadya tailam Bhaishajya Ratnavali - 48/20

Patoladi tailam Bhava Prakash 47/107

Yamaka:

Chandanadi yamakam Chakradutta 44/95-96

Ioga:

- Pó seco de Karpura, Gairika, lodhra e Ghee deve ser aplicado na ferida, o que limpará o pus e ajudará na cicatrização da ferida.

- Utiliza-se uma pasta preparada a partir de Amalaki, Taila e Kushtha.

- Lodhra, Ushita, Manjishtha triturados em água fria usada para lepa.

- Atasi taila, Yashtimadhu e Ghee também podem ser usados para lepa e também abhyanga que cura a ferida e reduz a sensação de ardor.

Pathyapathya

A ferida cicatriza rapidamente com a ingestão de uma dieta semi-sólida quente, cozida, em pequenas quantidades e carne de animais selvagens. Tanduliyaka, Jeevanthi, Sunishannaka, Vstuka, rabanete tenro, Brinjal, Patola e Karavellaka devem ser cozinhados em Ghee e misturados com Dadima, Amalaki, sal e outras substâncias com propriedades semelhantes são tomados com Mudga e sopa de carneiro. A grama frita e em pó, a papa medicinal e o kala musta também devem ser tomados para beber, podendo ser utilizada água fervida e arrefecida.

Prognóstico: Sadhyasadhyatwa

As lesões nos jovens, fortes, enérgicos e autónomos são facilmente curáveis

As mesmas lesões no velho, no macilento, no autêntico e no tímido devem ser conhecidas como tendo qualidades opostas.

A cicatrização precoce é observada quando as lesões se situam na região glútea, no reto, nos genitais, na cabeça da frente, na bochecha, nos lábios, no dorso, no pavilhão auricular, no escroto, na parede abdominal, na raiz do pescoço e as que se situam na cavidade oral cicatrizam facilmente.

As lesões situadas sobre os olhos, os dentes, a região temporal do nariz, o umbigo da orelha, os vranas situados nas partes inferiores do corpo, onde o corrimento sai pelo trajeto, são difíceis de tratar. As feridas que envolvem os folículos pilosos, o botão ungueal e o marma, as feridas sobre os ossos das pernas são incuráveis.

As lesões provocadas por doenças de pele, shoshi e Madhumaha são curadas com dificuldade. Os sadhya vrana transformam-se em yapya, o yapya transforma-se em Asadhya e o Asadhya torna-se fatal, apenas em pessoas que não fazem um tratamento adequado. Os vranas, que são mais dolorosos, mesmo que não estejam situados em marma sthana, o que é excessivamente quente no interior e frio no exterior ou quente no exterior e frio no interior, são considerados Asadhya.

CAPÍTULO 3. ASPECTO ANATÓMICO DA PELE

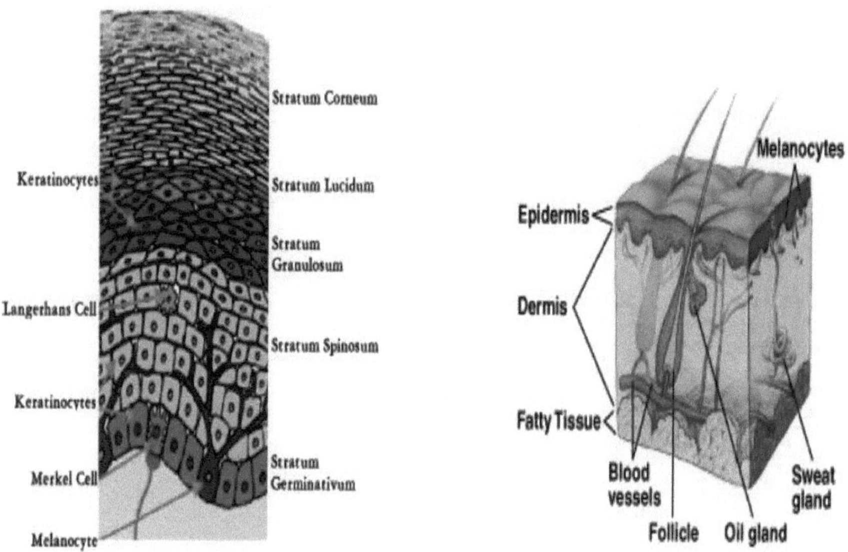

Fig:No:1:-Microscopic layers of skin.   Fig:No:2:Anatomical structure of Skin.

Pele normal

A pele é um revestimento protetor resistente e uniforme de toda a superfície do corpo e dos tecidos mais profundos, com todos os seus derivados conhecidos como Integumento (latim: uma cobertura). Contém as terminações periféricas de muitos nervos sensoriais. A pele regula a temperatura corporal e possui poderes excretores e absorventes limitados. Nos adultos, a pele cobre uma área de cerca de 2 m.^{2} e pesa aproximadamente 4 a s kg. A sua espessura é de 0,5-4,0 mm, dependendo da sua localização. A espessura da pele aumenta gradualmente após o nascimento até aos 40 anos de idade e depois começa a diminuir lentamente. A pele humana apresenta grandes variações regionais na sua estrutura, como o couro cabeludo, a face, os lóbulos das orelhas, as costas, as palmas das mãos e as plantas dos pés, etc.

A pele é o maior órgão de duas camadas do corpo humano. É constituída por tecidos conjuntivos vasculares denominados "Corium" ou "Dermis" e por uma cobertura externa de epitélio denominada "Epidermis". As glândulas sudoríparas, as glândulas sebáceas e os folículos pilosos encontram-se por baixo da pele e são designados por apêndices do desenvolvimento da pele no feto.

Tabela No.4: Formação embriológica da pele:

Epiderme	Ectoderme de superfície, melanoblastos (células dendríticas) da crista neural
Derme	Mesênquima derivado dos dermátomos dos somitos
Unhas	Ectoderme de cada ponta digital, depois migra para a superfície dorsal
Cabelo	Ectoderme superficial, que modifiquei para folículos pilosos
Glândulas sebáceas	Surgem como divertículos dos folículos pilosos
Glândulas sudoríparas	Desenvolvem-se como crescimentos dwon da epiderme, mais tarde canalizados

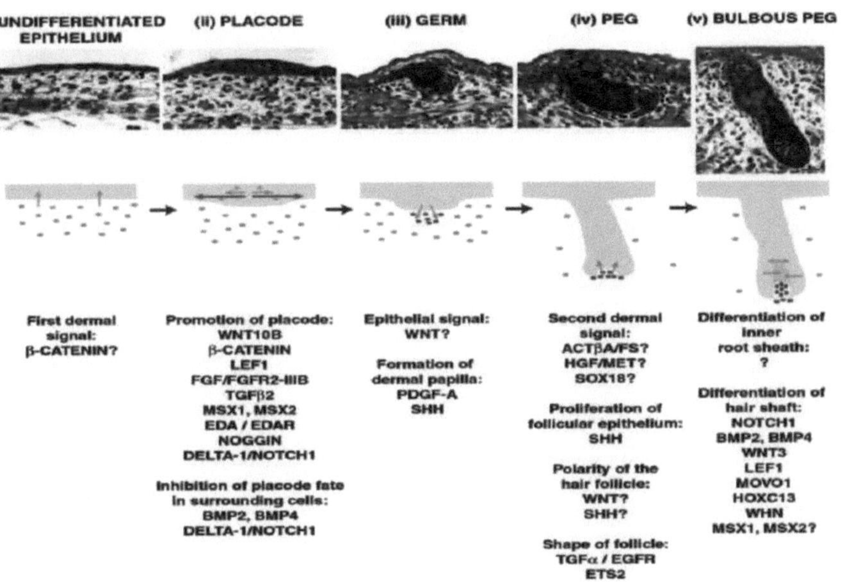

Fig.No2 Formação embriológica da pele

1) EPIDERMIS

A epiderme é formada por epitélio estratificado não vascular. A sua espessura varia de 0,04 mm nas pálpebras a 1,6 mm nas palmas das mãos, com uma espessura média inferior a 0,17 mm (17200th de uma polegada) na maioria das áreas, exceto nas áreas cronicamente expostas a pressão e fricção. Mas pode existir em certa medida à nascença.

Camadas mais superficiais de células da zona córnea (estrato córneo), que podem ser separadas por maceração do estrato mais profundo, designado por zona germinativa. Existe uma rede de sulcos lineares de tamanho variável que dividem a superfície em várias zonas poligonais ou em forma de losango. Estes sulcos são visíveis em frente às flexões das articulações. As linhas são finas mas muito nítidas nas superfícies palmares das mãos, dos dedos e das plantas dos pés. As linhas nas pontas dos dedos e dos polegares formam padrões distintos.

A superfície profunda da epiderme é moldada com precisão sobre a camada papilar do cório, o que impede que o epitélio seja arrancado da superfície da pele por tensões de cisalhamento. Trata-se de um epitélio estratificado escamoso e cornificante, metabolicamente ativo, que é povoado por 4 tipos de células. Os queratinócitos são a maior parte e os melanócitos, as células de Langerhan e as células marcadas são cada vez menos numerosas.

A epiderme é constituída por epitélio escamoso estratificado disposto em 2 zonas: uma zona germinativa interna (zona germinativa) e uma zona córnea externa (zona córnea). A zona germinativa é constituída por uma camada de células basais (Stratum basale) e uma camada de células espinhosas (stratum aculeatum ou spinosum). A zona córnea é constituída por uma camada granulosa (Stratum granulosum), uma camada transparente (Stratum lucidum) e uma camada córnea (Stratum corneum) do interior para o exterior.

A) ZONA HORNY

1) Estrato granuloso

Esta é conhecida como camada granular. É constituída por duas ou três camadas de células fusiformes, que contêm numerosos grânulos que se coram facilmente com hematoxilina devido à acumulação de grânulos facilmente coráveis de querato-hialina no seu citoplasma. Nesta camada, é produzida a queratina, a proteína impermeabilizante. No estrato granuloso, as células aparecem em vários estádios de degenerescência e, regra geral, quebram-se e ocorre morte celular.

2) Estrato lúcido

Esta camada clara aparece em secção como uma camada homogénea ou pouco estriada, composta por células muito compactadas, nas quais se podem encontrar vestígios de núcleos achatados. Esta camada é constituída por 3-4 filas de células mortas claras e planas. É melhor observada em regimes em que a zona córnea é a pele espessa das palmas das mãos e das plantas dos pés.

3) Estrato córneo

É conhecida como camada córnea. É constituída por várias camadas de células epiteliais córneas, nas quais não se distinguem núcleos e cujo protoplasma foi convertido num material conhecido como queratina. As células mais externas que contêm a proteína dura queratina são conhecidas como queratinócitos. São constituídos por 25-30 filas de células mortas e planas. As células são continuamente eliminadas e substituídas por células recém-divididas.

B) ZONA GERMINATIVA

1) Estrato basal

A camada de células basais é constituída por grandes células colunares, que se situam perpendicularmente na membrana basal onde as extremidades denticuladas se fixam.

2) Estrato espinhoso

Esta camada contém células espinhosas, que são compostas por várias camadas de células poliédricas. A partir destas placas, numerosas fibrilas finas (tonofibrilas) irradiam para o citoplasma da célula. Há quem defenda que estas não existem enquanto tal nas células vivas não fixadas. Quando as células são isoladas, estes desmossomas são rompidos e as superfícies das células são assoladas por numerosos processos curtos semelhantes a vapores, designados por células espinhosas. Esta camada é constituída por 8-10 filas de células poliédricas. Estas células são capazes de sintetizar proteínas mas não se podem reproduzir.

3) Estrato Germinativo

Esta camada é composta por células colunares, que são capazes de uma divisão celular contínua. Estão ancoradas à membrana basal por moléculas adesivas, nomeadamente a fibronectina. Estas células imaturas dividem-se continuamente e migram em direção à superfície para substituir as células superficiais mortas. Os tipos de células da epiderme madura são:

A. Os melanócitos são células produtoras de pigmento de origem neuroectodérmica. Estas células

Sintetizam a melanina a partir da tirosina, um pigmento responsável pela cor da pele e essencial para a proteção contra a luz UV A quantidade de melanina nos queratinócitos determina a cor da pele. As diferenças raciais na cor são o resultado de melanócitos metabolicamente activos.

b. As células **de Langerhan** são células produtoras de antigénios semelhantes aos macrófagos, localizadas acima da camada basal dos queratinócitos, que interagem com as células T auxiliares na assistência à resposta imunitária e são uma possível fonte de prostaglandina.

c. As células **de Meckler** são dendrócitos não pigmentados que contêm grânulos citoplasmáticos de núcleo denso, que funcionam como receptores tácteis e também interagem com as células T supressoras para ajudar na resposta imunitária. As células endoteliais não são encontradas desde a epiderme

Falta de vasos sanguíneos O fornecimento de nutrientes e o transporte de resíduos efectuam-se por difusão. Existem redes capilares na derme papilar, que asseguram esta função.

Perspetiva histológica da pele

Fibroblastos: Estas células encontram-se entre e sobre feixes de fibras. O corpo celular é geralmente achatado, de forma irregular e frequentemente ramificado. O núcleo é oval. Os fibroblastos estão bem dotados de retículo endoplasmático de síntese de proteínas, que sintetizam colagénio e proteoglicanos. Nos tecidos maduros, são quase imóveis e são frequentemente designados por fibrócitos. Após uma lesão tecidular, tornam-se activos e formam novas fibras.

Mastócitos: Estes elementos ocorrem de forma esparsa, frequentemente ao longo do trajeto de pequenos vasos sanguíneos. São células bastante grandes, mas têm núcleos relativamente pequenos, pálidos e esferoidais. Estes basófilos tecidulares são totalmente distintos dos basófilos do bolbo. Produzem heparina, um anticoagulante, e histamina, um vasodilatador.

Leucócitos: Os linfócitos e os monócitos podem deslocar-se para o tecido conjuntivo. Os eosinófilos emigram da corrente sanguínea para o tecido conjuntivo. Os neutrófilos escapam dos capilares na região de inflamação. Os leucócitos desempenham a maior parte das suas funções fora dos vasos, no tecido conjuntivo. Através de movimentos ameboides, muitos deles chegam ao local da inflamação e participam na fagocitose.

Os neutrófilos estão especialmente preocupados em ingerir partículas pequenas e discretas. Os monócitos são os principais eliminadores de células e detritos de tecidos. Fora da corrente sanguínea, podem diferenciar-se em macrófagos. Os linfócitos e os basófilos são fagocíticos num grau limitado. Os eosinófilos podem tornar-se activos e destruir os complexos antigénio-anticorpo.

Macrófagos: Os macrófagos (histiócitos) são mais abundantes ao longo de pequenos vasos sanguíneos em áreas ricamente vascularizadas. No tecido conjuntivo frouxo, o seu número só perde para o dos fibroblastos. Normalmente, estas células estão imóveis e esticadas ao longo das fibras de colagénio (macrófagos fixos). Os macrófagos mobilizam-se sob o estímulo da inflamação e no seu local. Os monócitos que deixam a corrente sanguínea são recrutados como macrófagos.

Colagénio: É uma proteína derivada dos fibrolastos que confere resistência à tração da pele. Constitui cerca de 70% do peso seco da derme. A síntese adequada, a acumulação e a ligação cruzada das fibras de colagénio desempenham um papel essencial na cicatrização de feridas e na formação de cicatrizes. As fibras de colagénio são compostas por microfibrilas, formadas por moléculas de colagénio.

Fibras elásticas: constituem menos de 1% do peso seco da derme e são estruturas altamente ramificadas que conferem à pele a propriedade de regressar à sua forma original após forças de deformação. As fibras elásticas estão ausentes nos processos cicatriciais, como cicatrizes, quelóides, etc. A biossíntese das fibras elásticas é efectuada pelos fibroblastos dérmicos.

Substância triturada: É um material extracelular amorfo que reforça os componentes fibrilares e celulares da derme. A substância fundamental da pele normal é constituída por água, electrólitos, proteínas plasmáticas e mucopolissacáridos. Um mucopolissacárido é constituído por uma porção de polissacárido de cadeia longa e animada (Glicosamino Glicano = GAG) ligada covalentemente a uma porção polipeptídica. Os GAG são responsáveis pela maior parte da resistência à tração das feridas em cicatrização com menos de 3 dias e podem determinar a cinética da formação de colagénio em feridas em cicatrização até uma semana após a lesão (incisão). A fibronectina, outra macromolécula presente na substância fundamental, medeia a ligação dos fibroblastos e de outras células ao colagénio e promove a cicatrização de feridas, a hemostase, a ingestão de colóides pelos macrófagos e a diferenciação embrionária.

Tecido de granulação: O tecido de granulação é um tecido vermelho, granular e húmido que aparece durante a cicatrização de feridas abertas. Microscopicamente, contém colagénio novo, vasos sanguíneos, fibroblastos e células inflamatórias, especialmente macrófagos.

No processo de queratinização, as células recém-formadas na camada basal passam por um processo de desenvolvimento à medida que são empurradas para a superfície. À medida que as células se deslocam, acumulam queratina. Ao mesmo tempo, o citoplasma, o núcleo e outros organelos desaparecem e a célula morre. Eventualmente, as células queratinizadas desprendem-se e são substituídas por células subjacentes queratinizadas. O processo de ascensão das células da camada basal à superfície para se tornarem queratinizadas e se desprenderem demora 2-4 semanas.

Tanto o estrato granuloso como o córneo são achatados Células de transição (células T) com núcleos opacos. Membrana plasmática densa e um citoplasma amplamente ocupado por um material de coloração intensa. Aos grânulos opacos das células da epiderme tem sido atribuído um papel na formação de tonofilamentos, querato-hialina ou material interfilamentoso denso do estrato granuloso, é uma enzima (oxidase) em melanina.

Cristas e sulcos epidérmicos

As cristas epidérmicas (impressões dos dedos das mãos e dos pés) desenvolvem-se durante os 3rd e 4th meses fetais e são únicas para cada indivíduo. Aumentam a aderência ao aumentar a fricção, actuando como ventosas. Os canais das glândulas sudoríparas abrem-se nestas cristas e são responsáveis pelas impressões digitais. Os sulcos epidérmicos dividem a superfície da epiderme em áreas em forma de diamante, com os pêlos a surgirem tipicamente nos pontos de intersecção dos sulcos. Os sulcos epidérmicos aumentam em frequência e profundidade nas zonas de articulação dos dedos das mãos e dos pés.

2) Derme (Corium)

É a segunda camada interna da pele. A derme é constituída principalmente por um tecido conjuntivo relativamente pouco celular, composto por colagénio, fibras elásticas e substância fundamental, no qual estão inseridos nervos, vasos sanguíneos, vasos linfáticos, músculos e unidades sudoríparas apocrinas e epicrinas pilossebáceas. A derme madura também contém uma variedade de células espalhadas livremente em números variáveis ao longo da sua estrutura. Por ordem numérica decrescente, estas "células livres da derme" são os fibroblastos, os mastócitos, os histocitos, as células de Langerhans, os linfócitos e, muito raramente, os eosinófilos. Os plasmócitos não são observados na derme normal, exceto na junção mucocutânea.

A derme totalmente formada pode ser dividida em dois componentes: (1) uma derme adventícia fina, que é a combinação da derme papilar e da derme peri-anexa em qualquer lugar, exceto na junção mucocutânea.

A derme completamente formada pode ser dividida em dois componentes, (1) uma derme adventícia fina, que é a combinação da derme papilar e da derme periadnésica (2) um componente maior, a derme reticular, a derme adventícia é caracterizada por fibroblastos de colagénio finos e dispostos ao acaso, substância fundamental abundante e uma microcirculação altamente desenvolvida composta por arteríolas, capilares e vénulas.

A grande componente da derme (derme reticular) estende-se desde a base da derme papilar até à gordura subcutânea. É constituída por fibras elásticas grosseiras dispostas de forma irregular, intercaladas entre feixes de colagénio espessos que estão, na sua maioria, orientados paralelamente à superfície da pele. Proporcionalmente, existem menos fibroblastos, vasos sanguíneos e menos substância fundamental nesta camada do que na derme adventícia.

O cório é muito resistente, flexível e muito elástico. É muito espesso nas palmas das mãos e nas plantas dos pés, mais espesso na parte posterior do que na parte anterior do corpo e na parte lateral do que na parte médica dos membros. É extremamente fino e delicado nas pálpebras, no escroto e no pénis.

Componente celular da derme

Os fibroblastos e os miofibroblastos são células fusiformes com núcleos grandes. O citoplasma contém retículo endoplasmático rugoso (RER), que forma esternas. Estas células tornam-se activas durante a cicatrização de feridas, inflamação e sintetizam matriz extracelular. Os miofibroblastos, por outro lado, contêm microfilamentos contrácteis (actina) semelhantes aos das células musculares lisas e contribuem para a contração e remodelação das feridas.

Macrófagos: - São células fagocitárias, provenientes de monócitos vasculares e também desempenham um papel na cicatrização de feridas, estimulando os fibroblastos.

Mastócitos: - estão frequentemente presentes na derme superior, perto dos vasos sanguíneos e dos nervos, e podem ter uma função na regulação do fluxo sanguíneo. Os grânulos intracelulares dos mastócitos produzem muitos compostos, especialmente histamina, heparina, proteoglicanos, proteases e prostaglandinas.

Linfócitos: - São principalmente mediadores da função imunitária.

3) Cabelos e unhas :

O cabelo e as unhas são as formas especializadas da epiderme queratinizada. Ambos são o resultado de células epidérmicas fortemente fundidas. A síntese de ambos depende de uma alimentação adequada e de hormonas. O crescimento do cabelo ocorre em ciclos, anlagen (crescimento do cabelo) seguido de telogen. O período efetivo de crescimento e repouso varia consoante a região do corpo, por exemplo, os cabelos do couro cabeludo crescem durante 3 a 10 anos, involuem durante várias semanas e depois repousam 3 a 4 meses.

DRENAGEM LINFÁTICA

Os vasos linfáticos da pele, de acordo com Handley[1] , estão dispostos em pequenas áreas (8-12 mm. de diâmetro), cada uma drenada por um tronco vertical independente para o plexo linfático na fáscia profunda. Forbes, por outro lado, negou este facto e demonstrou que existem três camadas de formação de plexo (superficial, intermédia e profunda). No cório, o plexo profundo está a comunicar com o plexo da fáscia profunda.

CIRCULAÇÃO SANGUÍNEA NA PELE

As artérias que irrigam a pele formam uma rede no tecido subcutâneo e, a partir daí, os ramos são distribuídos para as glândulas sudoríparas, os folículos pilosos, etc. Outros ramos unem-se num plexo imediatamente abaixo do cório e a partir do plexo. As anastomoses arteriovenosas estão presentes no cório de certas regiões da pele; as anastomoses na pele das superfícies palmares dos dedos são conhecidas como "glomera"

Anastomoses arteriovenosas

Em algumas situações, existem ligações directas entre artérias mais pequenas e veias correspondentes. O vaso de ligação pode ser reto ou enrolado. Devido ao fornecimento muito rico de fibras nervosas simpáticas não mielinizadas à parede do vaso, este é capaz de se fechar completamente e a circulação passa através do leito capilar de forma normal.

Encontram-se em: pele das mãos e pés (especialmente almofadas digitais e leitos ungueais); pele do nariz, lábio e ouvido externo; membrana mucosa do nariz e canal alimentar; corpo coccígeo; tecido erétil dos órgãos sexuais; língua; glândula tiroide e gânglios simpáticos, etc.

As anastomoses digitais apresentam um arranjo especial e formam um grande número de pequenas unidades, que foram denominadas "glomera", situadas na camada mais profunda do cório, com uma ou mais artérias aferentes. Estes vasos nascem de ramos das artérias cutâneas, que correm em direção às superfícies da pele. As artérias aferentes saem em ângulos rectos dos seus vasos progenitores, que depois continuam na camada papilar do cório, terminando num plexo capilar.

A curta distância da sua origem, a artéria aferente de um glomus dá origem a um número de finos ramos "periglomeral" e torna-se imediatamente consideravelmente alargada. Faz uma curva em forma de S e depois estreita-se para se tornar contínua com uma veia curta em forma de funil, que se abre em ângulo reto numa veia coletora. Esta veia começa no aspeto profundo do glomus e curva-se à volta das suas superfícies exteriores, recebendo vénulas da camada papilar da pele. Por fim, junta-se a uma das veias cutâneas mais profundas.

Inervações cutâneas

Os nervos da pele são de dois sistemas principais, nomeadamente o sensorial somático e o motor automático. O sistema sensorial somático medeia as sensações de dor, tato, calor, frio, comichão, vibração e propriocepção. Os nervos motores autónomos controlam ativamente o tónus vascular cutâneo. As fibras nervosas cutâneas atingem a pele depois de se ramificarem e ramificarem no plexo nervoso dérmico. Estas fibras podem ser mielinizadas ou não mielinizadas. Os nervos não mielinizados entram na epiderme para terminar extra-celularmente na zona germinativa. As fibras não mielinizadas alimentam também os vasos sanguíneos cutâneos e as glândulas sudoríparas. As terminações nervosas nos folículos pilosos surgem a partir de fibras nervosas mielinizadas.

Dermátomos:

A área de pele fornecida por um nervo espinal é designada por dermátomo. As inervações cutâneas do membro superior derivam: (a) principalmente dos segmentos C5, 6, 7, 8 e T1 da medula espinhal e (b) parcialmente dos segmentos sobrepostos de cima (C3, 4) e de baixo (T3, 3). Os segmentos adicionais são encontrados apenas na extremidade proximal do membro. A inervação cutânea dos membros inferiores é derivada: (a) principalmente dos segmentos L1, 2,3,4,5 e S1, 2, 3 da medula espinhal; e (b) parcialmente dos segmentos T12 e S4. O nível segmentar da lesão da medula espinhal pode ser determinado examinando os dermátomos quanto ao tato, à dor e à temperatura

Receptores sensoriais

Para além das terminações nervosas livres, a derme contém os seguintes receptores especiais:

Corpúsculos de Meissner	Textur: localização
Lâmpadas de fim de curso de Krause	Sensação de frio
Terminais Ruffini	Sensação de calor
Corpúsculos de Pacini	Vibrações; pressão profunda

Gordura subcutânea (Tecidos conjuntivos subcutâneos)

Este tecido é derivado embriologicamente do mesênquima. Para além das suas propriedades mecânicas, esta camada é um importante isolante térmico, limitando o fluxo de calor em grande parte aos canais do sistema vascular, tornando assim possível a regulação térmica através de alterações vasculares. Também facilita a mobilidade da pele sobre as estruturas subjacentes.

CAPÍTULO 4. FUNÇÃO DA PELE

1. Proteção - A pele é impermeável ao ar, à água e às bactérias, protegendo assim o corpo. Também protege da luz UV, absorvendo-a nos pigmentos de melanina.

2. Órgão dos sentidos - A pele alberga os exteroceptores cutâneos que transmitem a

Sensações de dor ao toque, calor e frio.

3. Função secretora - as glândulas sudoríparas e sebáceas produzem suor e sebo, respetivamente.

4. Excreção - excreção de água, sais, substâncias gordas e ureia.

5. Regulação da temperatura corporal - Por condução, convecção e radiação

6. Síntese - A D3 é sintetizada com a ajuda da luz solar, da melanina a partir da tirosina, etc.

7. Armazenamento de gordura e sangue

8. Absorção e troca gasosa

9. Outras funções - Reflecte as condições das reservas do organismo em relação a algumas substâncias, bem como o padrão nutricional. Os sinais de carência de vitaminas e de má nutrição manifestam-se na pele. A pele também reflecte fielmente o processo de envelhecimento. A falta de fibras elásticas provoca o aparecimento de rugas na pele, um sinal de velhice.

CAPÍTULO 5. QUEIMADURAS - UMA ANÁLISE CIENTÍFICA

Queimadura é uma ferida em que há necrose coagulativa dos tecidos. O calor é uma forma de energia que produz lesões térmicas sob a forma de queimaduras ou escaldões, as primeiras resultantes do calor seco e as segundas do calor húmido. As queimaduras são lesões térmicas produzidas por chama, radiação de calor, etc. Os escaldões são lesões por calor húmido produzidas por líquidos no ponto de ebulição ou próximo deste ou na sua forma gasosa, como o vapor. Os escaldões assemelham-se a queimaduras em termos de gravidade quando são produzidos por uma substância viscosa oleosa a uma temperatura superior à da água.

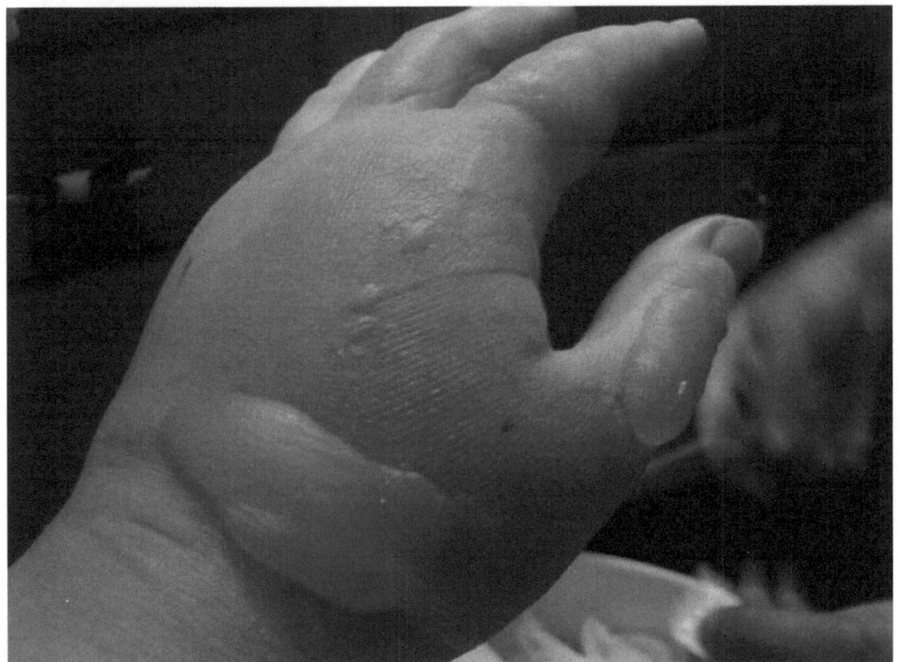

Fig. n.º 3. Queimadura

CAPÍTULO 6. CAUSAS DE QUEIMADURAS

1. QUEIMADURA TÉRMICA

As queimaduras térmicas ocorrem devido ao calor seco, como no caso de roupas que se incendeiam, contacto direto com metal quente (por exemplo, caixa de ferro de engomar ou metal fundido quente), queimaduras devido a cinzas queimadas atiradas sem cuidado, etc. Os escaldões são devidos ao calor húmido do leite quente, chá, café, água quente, vapor, etc. Os escaldões são geralmente menos profundos do que as outras queimaduras térmicas.

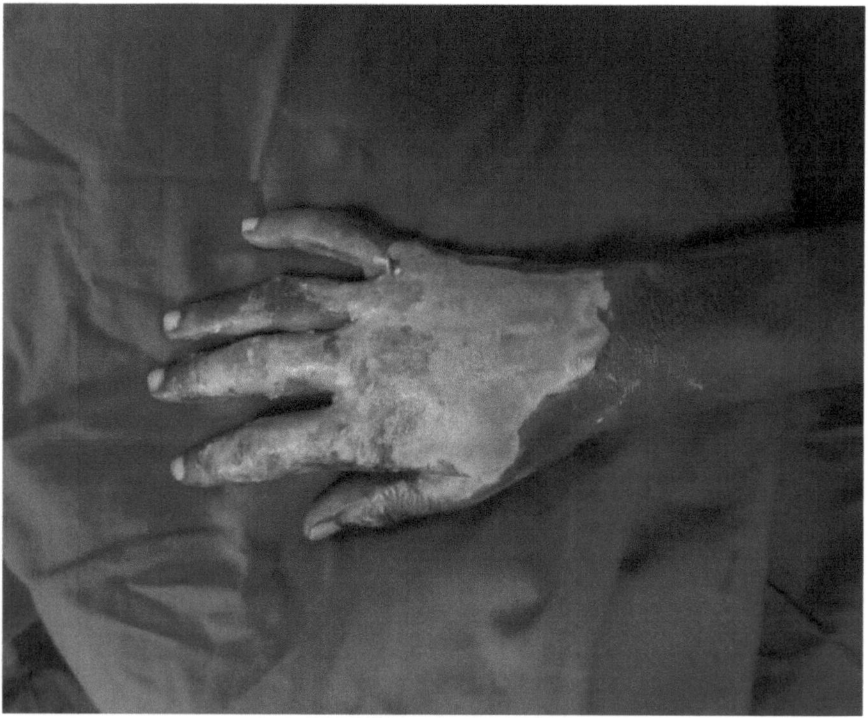

Fig.No4 Queimadura térmica

2. QUEIMADURAS QUÍMICAS

As queimaduras químicas ocorrem devido a ácidos, álcalis e outros produtos químicos. As feridas resultantes de queimaduras químicas são macias, húmidas e desprendem-se facilmente. Nestas queimaduras, a linha vermelha de demarcação está ausente, os pêlos não são queimados e não se formam vesículas.

Mas o fogo grego, que é formado pela dissolução do fósforo em dissulfureto de carbono, produz vesiculação pela rápida oxidação e queima do fósforo. As queimaduras por fósforo são extremamente dolorosas porque penetram profundamente nos tecidos e as partículas alojadas no seu interior continuam a causar danos até serem lavadas ou picadas para fora da ferida.

As queimaduras alcalinas são geralmente causadas por hidróxido de sódio, hidróxido de potássio ou óxido de cálcio. Os álcalis exercem o seu efeito através da saponificação da gordura, da extração de água considerável das células e da dissolução e união com as proteínas do tecido. Os ácidos retiram água das células e precipitam as proteínas, formando proteinatos ácidos.

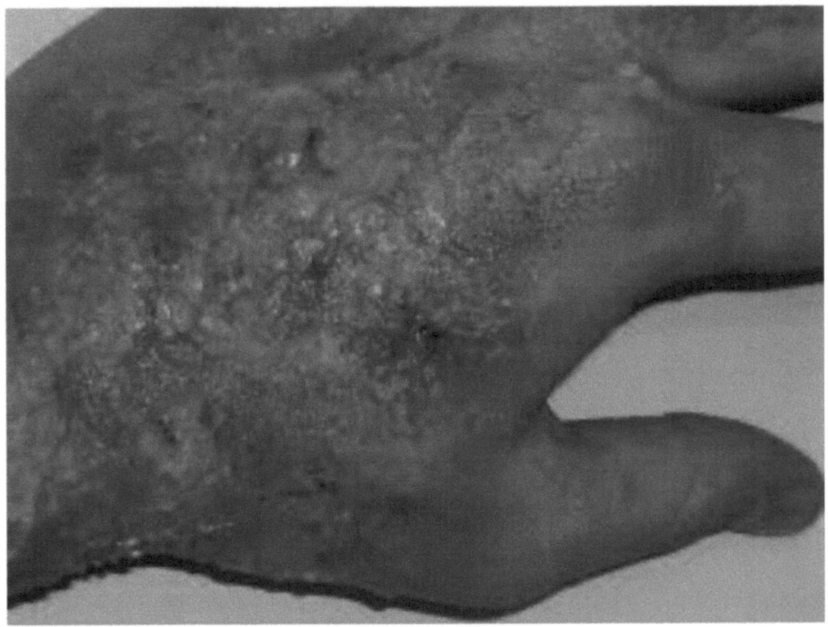

Fig.No.5 Queimadura química

3) QUEIMADURAS ELÉCTRICAS

E A corrente eléctrica é de dois tipos: corrente contínua (CC) e corrente alternada (CA). A corrente alternada é mais perigosa do que a corrente contínua para o corpo humano. O ponto em que a corrente eléctrica entra no corpo é designado por ponto de entrada. O ponto de saída indica o ponto a partir do qual a corrente eléctrica deixa o corpo. As queimaduras podem ser observadas tanto no ponto de entrada como no ponto de saída. A queimadura eléctrica no ponto de entrada é designada por queimadura de Joule ou queimadura endógena. .

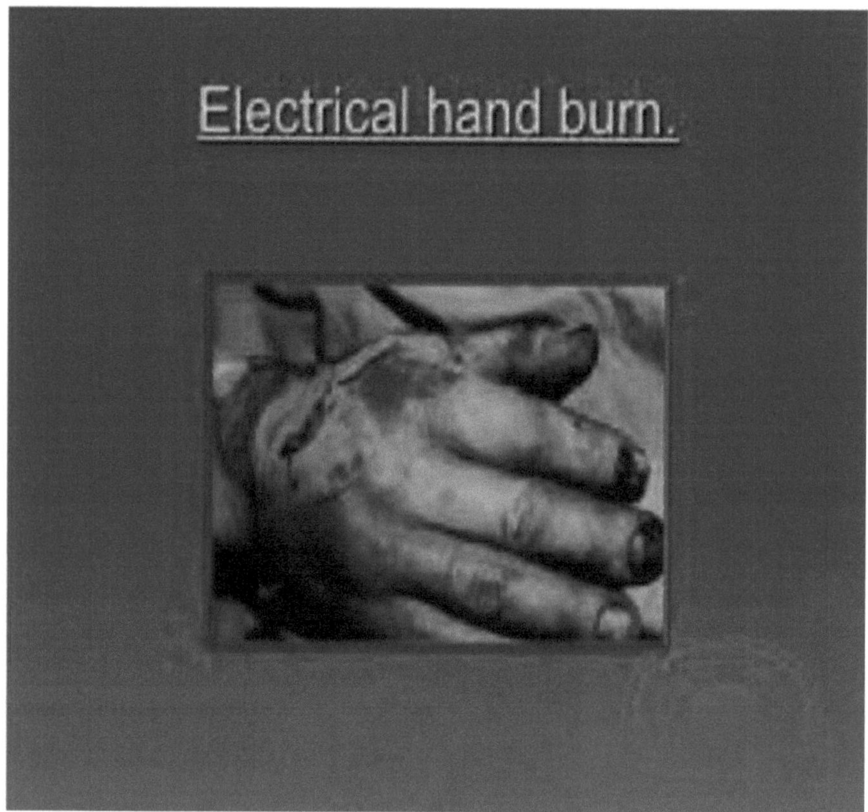

Fig.nº.6 Queimadura eléctrica

4) LESÃO POR RADIAÇÃO

A radiação (luz UV, radiação ionizante, raios actínicos (queimaduras solares) pode provocar queimaduras.

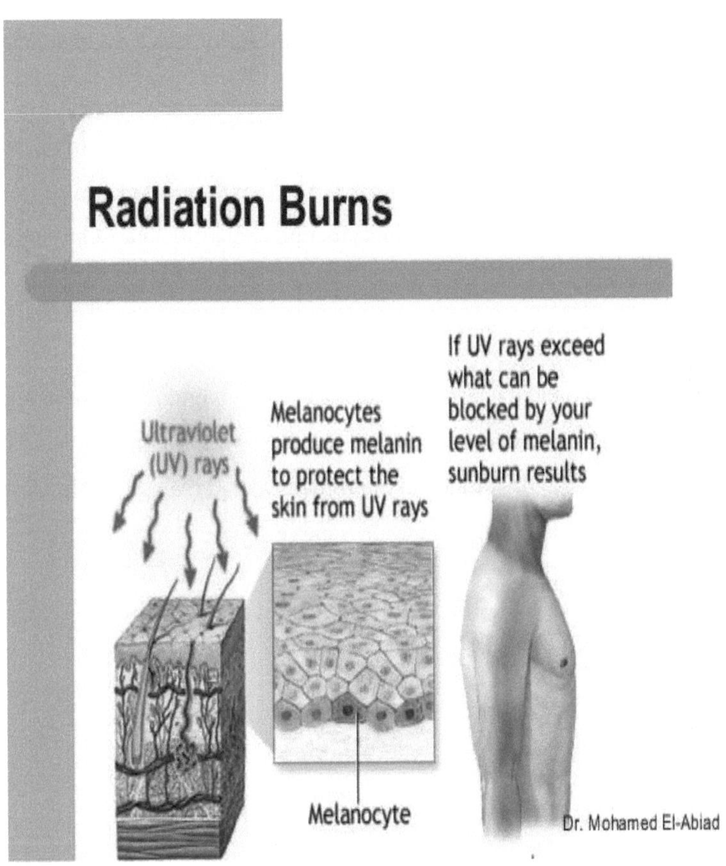

Fig.nº.7 Queimadura por radiação

5) QUEIMADURAS POR FRICÇÃO:-

O atrito entre duas substâncias produz calor que pode queimar a superfície do corpo.

6). RELÂMPAGO

Quando um raio atinge uma pessoa, um potencial de mil milhões de volts provoca a passagem de uma corrente de vinte mil amperes pelo corpo da vítima, induzindo uma eletrocussão letal.

7) CURSO DE CALOR:-

O golpe de calor ocorre quando a temperatura corporal central excede os 400 C (1040 F) e produz uma disfunção grave do sistema nervoso central. Duas outras síndromes

41

relacionadas induzidas pela exposição ao calor são as cãibras de calor e a exaustão pelo calor.

As cãibras provocadas pelo calor, músculos dolorosos após um esforço num ambiente quente, são geralmente atribuídas a um défice de sal. A exaustão pelo calor consiste em fadiga, fraqueza muscular, taquicardia, síncope postural, náuseas, vómitos, desidratação e hipovolemia.

8) QUEIMADURAS DE GELO

O frio (por exemplo, picada de gelo) também causa necrose coagulativa (congelamento dos tecidos). Os cristais de gelo formam-se entre as células e crescem à custa da água intracelular, o que resulta na desidratação celular associada à isquémia devida à vasoconstrição e ao aumento da viscosidade do sangue, que é o mecanismo de lesão dos tecidos.

CAPÍTULO 7. CLASSIFICAÇÃO DAS QUEIMADURAS

As queimaduras são classificadas principalmente pelos seguintes métodos

A) Extensão da superfície do corpo

B) Profundidade da superfície queimada

C) Gravidade da queimadura

A) Extensão da superfície corporal:-

A área da queimadura é expressa como percentagem da área total da superfície corporal (TBSA), que é calculada rapidamente através da "Regra dos Nove", mas isto não tem em consideração a idade. Nos bebés, a área de superfície da cabeça é maior e a área de superfície das extremidades inferiores é menor em comparação com a dos adultos. Um método melhor para avaliar a extensão da queimadura é a utilização da tabela de LUND e BROWDER.

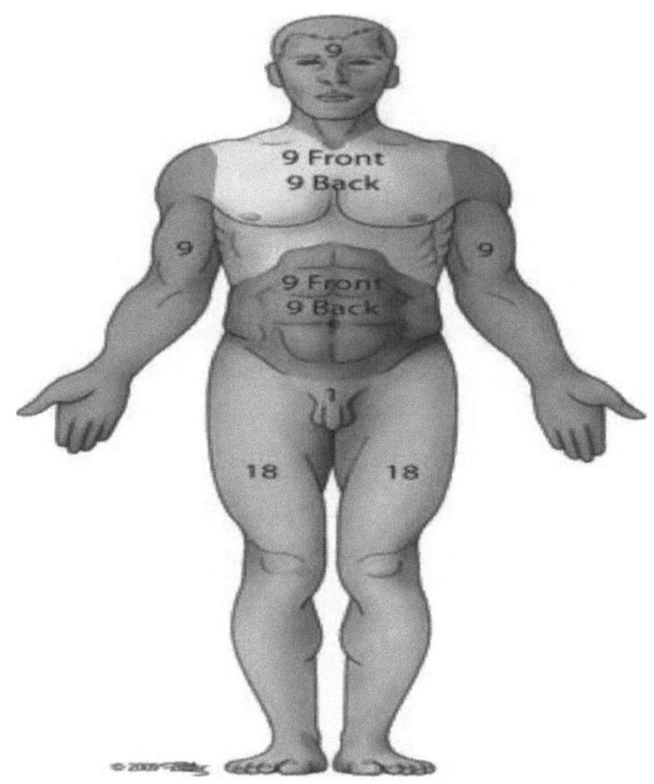

Fig.nº 8 . Regra dos nove

B)**Por profundidade**

As queimaduras são classicamente designadas por 1^0 , 2^0 e 3^0 . Aqui 1^0 e 2^0 são coletivamente conhecidos como queimaduras de espessura parcial e 3^0 como queimaduras de espessura total.

1) CLASSIFICAÇÃO DE DUPUYTREN

Dupuytren classificou as queimaduras em seis graus, consoante a gravidade da queimadura.

I^0 - **Queimaduras caracterizadas por eritema (vermelhidão da pele) seguido de descamação da camada superficial da epiderme.**

II^0 - **As queimaduras são caracterizadas pela formação de bolhas**

III^0 - **A queimadura provoca a destruição da epiderme**

IV[0] - As queimaduras provocam a destruição de toda a espessura da pele

V[0] - As queimaduras implicam a destruição dos músculos.

VI[0] - As queimaduras provocam a destruição de ossos, nervos e troncos, etc.

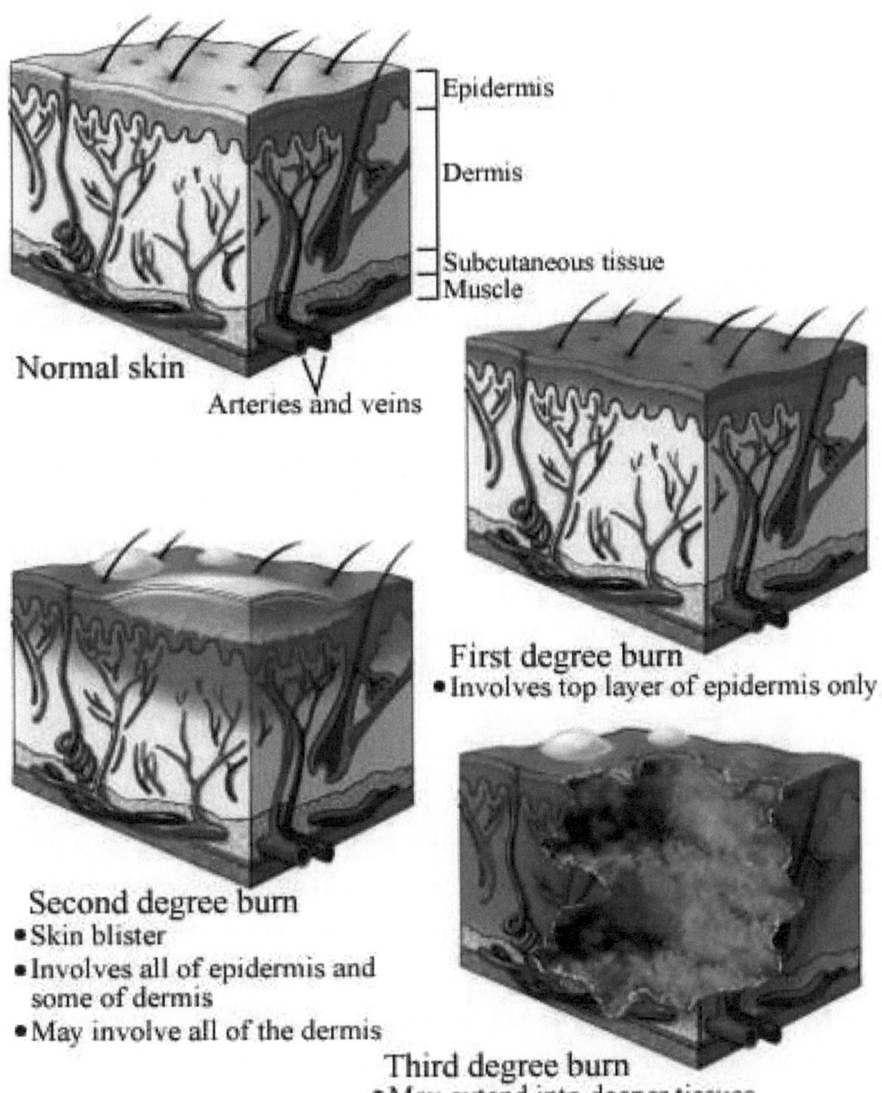

Fig.No.9 Grau de queimadura

II - CLASSIFICAÇÃO DA HEBRA:-

A "Hebra" classificou as queimaduras em três graus, fundindo cada dois graus de Dupuytren num só.

III - CLASSIFICAÇÃO DE WILSON:-

Wilson" propôs uma classificação mais simples e mais clara (vide infra). Ao exame a olho nu, a profundidade da queimadura é difícil de distinguir e, por conseguinte, considera que a classificação de Dupuytren tem um valor limitado na situação prática.

Wilson classificou as queimaduras em 3 tipos:

A) Queimaduras de primeiro grau - epidérmicas

Neste tipo, a queimadura está confinada à epiderme e, por conseguinte, o dano tecidular é tão superficial que ocorrem alterações sistémicas mínimas. Estas queimaduras são caracterizadas por eritema que aparece após um período de latência variável. A dor e um ligeiro edema são os principais problemas, que normalmente desaparecem em 48 a 72 horas e a cicatrização decorre sem problemas. Pode haver formação de bolhas sem perda de epiderme. Se a bolha rebentar, observa-se uma base avermelhada. Verifica-se uma dilatação dos capilares e a transudação de líquido para o tecido que envolve o inchaço. No prazo de 5 a 10 dias, a epiderme desprende-se em pequenas escamas, sem deixar cicatrizes residuais. A capacidade da pele para prevenir a infeção mantém-se.

B)Queimaduras de segundo grau - Dermo - epidérmicas

Neste tipo de pústulas, a epiderme está coagulada ou carbonizada e grande parte do cório apresenta bolhas, edema subcutâneo e lacrimejamento. A velocidade de cicatrização depende da profundidade da destruição da pele e da infeção. Existe uma zona central de tecido coagulado rodeada por 1^0 queimadura ou hiperémia. O tecido central desprende-se e a epiderme cresce, formando as margens. A cicatrização e a desfiguração são inevitáveis devido à formação de contracturas. A queimadura de segundo grau pode ainda ser classificada nos dois tipos seguintes.

a) Queimadura superficial de segundo grau:

Neste caso, os danos restringem-se à epiderme e à camada superficial do cório. As complicações são raras nas queimaduras superficiais de segundo grau, que normalmente cicatrizam com cicatrizes mínimas em 15-21 dias, exceto se forem infectadas.

b) Queimaduras dérmicas profundas:

Neste tipo de queimaduras, os danos estendem-se à parte mais profunda do cório. Tem um aspeto avermelhado. A formação de bolhas pode ocorrer quando a fina cobertura epitelial de uma queimadura dérmica profunda é esticada pelo movimento. Estas queimaduras cicatrizam durante um período de 25-35 dias com uma cobertura epitelial frágil que surge do epitélio residual não lesado das glândulas da sede dérmica profunda e dos folículos pilosos. A cicatrização hipertrófica grave ocorre após a cicatrização de uma lesão; as coberturas epiteliais resultantes são propensas a formação de bolhas e a quebrar-se.

B) Terceiro grau - Queimaduras profundas ou queimaduras de espessura total

Verifica-se a destruição dos tecidos mais profundos e danos em toda a derme, gordura subcutânea e perda de músculos, ossos, etc. A trombose ocorre nos pequenos vasos do tecido subjacente. O aumento da permeabilidade capilar e o edema são superiores a 2^O queimaduras. 3° As queimaduras têm um aspeto branco e ceroso caraterístico, com falta de sensibilidade, falta de reenchimento capilar e uma textura coriácea. Todos os elementos epiteliais são destruídos, não deixando qualquer potencial de reepitelização. Em 2 ou 3 semanas, a pele morta de espessura total liquefaz-se parcialmente por autólise e parcialmente por digestão leucocitária. Este processo é acompanhado de supuração. Sob a escara, encontram-se tufos capilares e fibroblastos organizados em tecido de granulação. A epitelização neste tipo de queimadura é uma proliferação lenta a partir dos bordos da ferida, que ocorre a uma taxa de cerca de 1/8" por semana.

C) Categorização da lesão por queimadura com base na sua gravidade

Com base na gravidade, as queimaduras podem ser classificadas em 3 categorias, como se segue.

1. Queimaduras graves

> Queimadura de segundo grau de >30% da superfície corporal em adultos

> Queimadura de segundo grau de >20% da superfície corporal em crianças

> Queimadura de terceiro grau >10% da superfície corporal

> A maioria das queimaduras envolve as mãos, o rosto, os olhos, as orelhas, os pés ou o períneo.

2. Queimadura moderada não complicada

> Queimadura de segundo grau de 15-30% da superfície corporal em adultos

> Queimadura de segundo grau de 10-20% da superfície corporal em crianças

> Queimadura de terceiro grau de 2-10% da superfície corporal em crianças

> Queimadura de terceiro grau de 2-10% da superfície corporal em crianças

> ## 3. Queimaduras ligeiras

> Queimadura de segundo grau de <15% da superfície corporal em adultos

> Queimadura de segundo grau de <10% da superfície corporal em crianças

> Queimadura de terceiro grau de <2% da superfície corporal

Quadro n.º 5: Gráfico de avaliação da profundidade

Grau	Causa	Aspeto da superfície	Cor	Nível de dor
Primeiro	Chama de flash, ultravioleta (queimaduras solares)	Seco, sem bolhas	Eritematoso	Doloroso
Segundo	Contacto com líquidos ou sólidos quentes, chama instantânea, com a roupa, chama direta, produtos químicos, ultravioleta	Bolhas húmidas, bolhas	De branco mosqueado a vermelho-cereja rosado	Muito doloroso

| Terceiro | Contacto com líquidos ou sólidos quentes, chamas, produtos químicos, eletricidade | Seca com escara coriácea até ao desbridamento; vasos carbonizados visíveis sob a escara | Misto branco, ceroso, perolado escuro, caqui, mogno, carbonizado | Pouca ou nenhuma dor; o cabelo arranca-se facilmente |
| Quarto | Contacto prolongado com a chama, lesões eléctricas | Igual a 3^0 possivelmente com osso, músculo ou tendão expostos | Igual a 3^0 | Igual a 3^0 |

Através deste gráfico, podemos descobrir facilmente o grau de queimadura e, seguindo o método de Lund e Browder, podemos simplesmente estimar a percentagem da área total queimada que é visível num determinado doente em poucos minutos

CAPÍTULO 8. FISIOPATOLOGIA DAS QUEIMADURAS

Embora a queimadura seja uma necrose coagulativa das camadas superficiais do corpo, com o passar do tempo afecta negativamente quase todos os sistemas do corpo. A compreensão correcta da fisiologia patológica é essencial para o tratamento competente das vítimas de queimaduras. Para maior comodidade, a fisiologia patológica das queimaduras pode ser dividida em

1. Fisiopatologia da ferida por queimadura

2. Fisiopatologia das alterações sistémicas

3. Fisiopatologia do choque de queimaduras

4. Fisiopatologia do edema agudo pós-queimadura.

1. Fisiopatologia da ferida por queimadura

a) Níveis de calor nocivos: A pele humana pode tolerar temperaturas até 40^0 C (104^0 F) durante períodos relativamente longos. Uma temperatura superior a este nível produz uma destruição proporcional dos tecidos. Temperaturas superiores a 45^0 C (113^0 F) produzem desnaturação irreversível das proteínas celulares, coagulação do citoplasma, bloqueio das enzimas termolábeis e morte celular.

b) Profundidade da lesão tecidular: A profundidade da queimadura depende da temperatura do agente queimador e da duração da exposição. A profundidade da queimadura aumenta por ordem de gravidade a partir da queimadura instantânea e do escaldão, devido ao calor seco ou a metais quentes fundidos.

C)Tipos de lesões tecidulares em queimaduras: Após a exposição ao calor, ocorrem dois tipos de lesões tecidulares: a primeira devido a lesões directas provocadas pelo calor, que ocorrem no espaço de 30 minutos, e a segunda devido a isquemia dérmica progressiva, na sequência de trombose em pequenos vasos da pele, que progride ao longo de 24 a 48 horas.

d) Recuperação de tecidos termicamente lesionados Vários factores que afectam negativamente a recuperação são o fornecimento insuficiente de sangue, a pressão sobre a área queimada (por exemplo, o peso corporal), o edema, a infeção e o estado nutricional do doente.

e) Na prática, as zonas concêntricas de lesão descritas por Jackson (zona de coagulação, zona de estase e zona de hiperemia) não são observadas de forma concêntrica na ferida de queimadura. A resposta da célula ao calor nunca é uniforme e, muitas vezes, a parte queimada apresenta áreas mistas de queimadura superficial e profunda.

f) O edema da área queimada é uma caraterística proeminente e será tratado separadamente.

II) Fisiopatologia das alterações sistémicas:

1. Sistema cardiovascular: Há um aumento da permeabilidade capilar por várias substâncias vasoactivas segregadas devido ao efeito direto do calor nos tecidos. Estes mediadores vasoactivos são a histamina, os metabolitos araquidónicos Itromboxano A, as leucotriências, as prostaglandinas, os radicais livres de oxigénio e as linfocinas (interleucinas - IL-I, IL-2, IL-8). A permeabilidade capilar é máxima nas primeiras 6-8 horas e depois diminui gradualmente, voltando ao normal após 48 horas. Exceptuando os capilares pulmonares, a permeabilidade capilar de quase todo o corpo altera-se em doentes com queimaduras superiores a 30% da superfície.

2. Função renal:

Nas vítimas de queimaduras, o débito urinário é reduzido por necrose tubular aguda e insuficiência renal. **A diminuição do débito urinário nas vítimas de queimaduras deve-se a:**

i) Um aumento da reabsorção de água nos túbulos renais e a conservação do sódio resultam numa urina concentrada com uma concentração de sódio reduzida.

ii) O aumento da secreção de catecolaminas locais e de angiotensina em resposta a um traumatismo resulta num espasmo da vasculatura renal que leva a uma diminuição do débito urinário.

iii) Nas vítimas de queimaduras, a hipovolémia ocorre devido à permeabilidade capilar, o que provoca a perda de fluidos do espaço intravascular, resultando numa diminuição do débito cardíaco, da perfusão renal e, finalmente, da produção de urina.

iv) O aumento da quantidade de mioglobina, hemoglobina e outros produtos tóxicos provoca uma diminuição da produção de urina devido ao bloqueio mecânico dos túbulos renais e ao seu efeito tóxico direto nos túbulos renais.

Devido a um débito urinário inadequado, pode ocorrer insuficiência renal, que pode ser de dois tipos em vítimas de queimaduras: insuficiência renal oligúrica e insuficiência de alto débito. A insuficiência renal oligúrica caracteriza-se por oligúria, uraemiz, hiperpotassemia e acidose metabólica. A insuficiência de alto débito é caracterizada por azotemia e débito urinário normal ou aumentado.

3. Sistema respiratório:

As alterações são a ausência de lesão por inalação: Na fase de choque hipovolémico, a respiração pode tornar-se superficial e rápida devido à acidose láctica. Mais tarde, após a reanimação, pode ocorrer hiperventilação. Apesar de uma grande quantidade de transfusão de fluidos. O edema pulmonar raramente se desenvolve

4. Alterações hematológicas: A permeabilidade capilar alterada nas vítimas de queimaduras permite a perda de fluido rico em proteínas e ectrolitos, particularmente sódio, e a perda contínua de plasma resulta na hemoconcentração. As anomalias do fluxo sanguíneo na microcirculação causam isquémia dérmica progressiva após a queimadura.

5. Sistema músculo-esquelético: A membrana celular pode ser danificada pelo calor e pela corrente eléctrica de alta tensão (electroporação) em doentes queimados. A libertação de mioglobina das células musculares pode ocorrer devido a danos na membrana das células musculares. O músculo, o tendão, a fáscia, o osso, a articulação e o ligamento podem ser diretamente afectados. Devido à imobilização prolongada, pode ocorrer perda de massa muscular e osteoporose. Devido ao espasmo dos músculos em caso de lesão eléctrica, podem ocorrer fracturas da coluna vertebral e de outros ossos. Ocasionalmente, as síndromes compartimentais devidas a edema no compartimento fechado podem obrigar à realização de fasciotomia e escarotomia.

6. Resposta neuroendócrina: O eixo hipotalâmico-hipofisário da tiroide é o principal responsável pelo controlo da taxa metabólica. Nas vítimas de queimaduras, o controlo da regulação do metabolismo passa para o eixo simpático - suprarrenal, associado a uma diminuição dos níveis de TSH, T3 e T4 e a um aumento dos níveis de catecolaminas (adrenalina e noradrenalina). O hipermetabolismo mediado por catecolaminas (aumento do gasto energético e da taxa de lipólise), a taquicardia e a hipertensão podem levar à disfunção cardíaca e à morte pós-queimadura. Após a lesão térmica, o eixo hipotálamo-pituitário-adrenal também se torna hiperativo. Em resposta ao aumento da secreção de ACTH, as córtes supra-renais respondem com um aumento da secreção de 17 - hidroxicorticostericosteróides. Isto resulta num aumento da lipólise, do catabolismo e da glicogenólise hepática, levando a uma resposta hiperglicémica ao stress e a um balanço negativo de azoto. O aumento da secreção de mineralocorticóides (especialmente aldosterona) ajuda a prevenir a hipovolemia através da preservação dos iões de sódio. Os níveis circulantes de hormonas de crescimento diminuem normalmente nas vítimas de queimaduras. Isto leva a um aumento do catabolismo proteico e a um balanço negativo de azoto.

Resposta metabólica - nutricional: Várias respostas hipermetabólicas ocorrem após uma lesão térmica grave. Estas são o aumento do consumo de oxigénio, o aumento do gasto energético, o aumento da taxa de lipólise, o aumento do catabolismo proteico e o aumento da perda de azoto. A resposta hipermetabólica numa vítima de queimadura grave pode dever-se a:

i) Mediadores enodcrinos (glucaagon, cortisol e catecolaminas) que trabalham com mediadores inflamatórios libertados pela ferida da queimadura.

ii) Destruição dos lípidos que retêm a água na pele. Isto provoca um aumento da perda de água por evaporação. Os arrepios provocados pelo arrefecimento aumentam as necessidades energéticas.

iii) Fisiologia patológica do choque de queimaduras

Devido ao choque circulatório nas vítimas de queimaduras, os tecidos do corpo são danificados pela redução do fornecimento de oxigénio e de outros nutrientes às células dos tecidos. Existem três fases de choque.

1. Fase não progressiva (fase compensada)

Os reflexos simpáticos (reflexos barorreceptores, resposta insquémica do sistema nervoso central) e outros factores (formação de angiotensina, vasopressina (ADH)) são suficientemente compensadores para evitar uma maior deterioração do choque.

2. Fase progressiva

Se a pressão sanguínea descer abaixo de um determinado nível durante um período de tempo considerável, o choque agrava-se progressivamente devido à diminuição do fluxo sanguíneo coronário, à depressão dos centros vasomotores na sequência de uma isquémia prolongada, ao bloqueio da microcirculação por sangue turvo e ao aumento da permeabilidade capilar, o que agrava a hipovolémia. Há libertação de toxinas e outros mediadores do choque, inchaço celular localizado, bomba de sódio defeituosa e acidose.

3. Fase irreversível

Nesta fase, todas as formas de terapia conhecidas não conseguem controlar o choque. Durante o tratamento de queimaduras, encontram-se principalmente dois tipos de choque circulatório:

(a) Choque hipovolémico

(b) Choque sético.

(a) Choque hipovolémico: ocorre devido à diminuição do volume intravascular circulante, que se deve à fuga de líquido intravascular para o espaço extra-vascular. O início é gradual e é diagnosticado por hipotensão, oligúria, taquicardia, palidez sudorípara, hiperventilação e turvação da consciência.

As várias alterações no corpo devido ao choque hipovolémico

i) Reflexos simpáticos: Devido aos poderosos reflexos simpáticos, o aumento da resistência vascular periférica, a constrição das veias e dos reservatórios venosos pode ser significativa. A constrição dos vasos cerebrais ou cardíacos não ocorre nas fases iniciais.

ii) Disfunção celular: O sódio é retido e o potássio é perdido das células. A célula começa a inchar devido ao aumento do teor de água. Mecanismo defeituoso da bomba de sódio dependente de ATP e aumento da permeabilidade da membrana celular ao sódio. A atividade mitocondrial fica gravemente depreciada. O lisossoma começa a abrir-se com a libertação intracelular de hidrolases. O metabolismo celular da glicose é reduzido devido à ação deprimida da insulina.

iii) Acidose: A acidose resulta do processo anaeróbico da glicólise (produção de ácido lático) devido a um fornecimento deficiente de oxigénio e à retenção de CO_2 para reduzir a perfusão dos tecidos.

iv) Disfunção orgânica: Contractilidade do miocárdio: Aumenta inicialmente devido aos reflexos simpáticos, mas mais tarde ocorre depressão miocárdica devido à diminuição do fluxo coronário.

Trato gastrointestinal: Devido à hipotensão, a vasoconstrição esplâncnica leva a um lieus paralítico. A disfunção da barreira mucosa intestinal pode levar à translocação de bactérias e toxinas, resultando posteriormente em sépsis. Pode ocorrer disfunção hepática.

Rins: Ocorre uma diminuição da filtração glomerular e um aumento da absorção tubular de sódio e água.

Pulmões: Devido a danos na interface alvéolo-capilar, ocorre uma fuga de fluido proteico do espaço intravascular para o interstício e para o espaço alveolar. Isto resulta num grau variável de disfunção pulmonar e de síndrome de distúrbios respiratórios.

b) Choque sético: O choque sético ocorre devido a uma infeção por bactérias, fungos e vírus. A infeção ocorre habitualmente por infeção cruzada, sistema gastrointestinal, sistema geniturinário, sistema respiratório e local da cânula intravenosa. Clinicamente, caracteriza-se por um aumento (>38^0 C ou 101^0 F) ou uma diminuição (<36^0 C ou $96,8^0$ F) da temperatura, hipotensão (<90 mm Hg), oligúria (débito urinário < 30 ml/hora) e alteração das funções pulmonares e de outros órgãos. As extremidades tornam-se rosadas e secas (choque quente) devido à diminuição da resistência periférica. Na fase tardia, o débito cardíaco diminui. O choque sético resulta de interacções complexas entre endotoxinas exógenas (lipo - polissacáridos) e mediadores endógenos e da resposta da vítima de queimadura a estes estímulos.

IV. Fisiologia patológica do edema agudo pós-queimadura:

A lesão térmica da pele resulta num aumento do fluxo de fluidos do compartimento vascular para o compartimento intersticial. Este fluxo de fluidos ocorre tanto na zona queimada como na zona não queimada. O mecanismo gerador do edema pode ser dividido em

(a) Mecanismos tecidulares (b) Mecanismos vasculares

Os mecanismos tecidulares incluem a pressão do fluido intersticial e a diferença de pressão osmótica coloidal através da parede capilar. Os mecanismos vasculares responsáveis pelo edema agudo pós-queimadura são as alterações da permeabilidade vascular e a pressão intravascular. O edema pós-queimadura é mais evidente na região da cabeça e do pescoço, onde os tecidos são mais vasculares e têm mais pressão intravascular. Um esboço abreviado das alterações fisiopatológicas da lesão por queimadura é o seguinte

1. FASE AGUDA:-

a) CHOQUE CLÍNICO:-

a. Aumentar a permeabilidade capilar

b. Diminuição do débito cardíaco, do volume de sangue circulante e do fluxo sanguíneo hepático

c. Aumento transitório do sangue com vasoconstrição periférica seguido de diminuição da pressão arterial (não tão grave como o choque hemorrágico)

d. Hemoconcentração por redução do volume plasmático com elevação do hematócrito.

e. Anóxia tecidular distúrbios metabólicos específicos de órgãos e gerais seguidos de diminuição do fluxo sanguíneo.

f. Depressão do sistema nervoso central.

g. Excreção acelerada de azoto.

h. Resposta endócrina (hipófise, tiroide suprarrenal madulária, renal, etc.)

> PERDA EXTERNA DE PLASMA

a. Diminuição do volume plasmático

b. Perda de proteínas e electrólitos

> PERDA DE GLÓBULOS VERMELHOS CIRCULANTES

a. Diminuição relativa e absoluta dos glóbulos vermelhos circulantes

b. Aprisionamento em capilares dilatados

c. Destruição na área queimada

d. Hemólise por aumento da fragilidade

e. O fenómeno das lamas

f. Anemia acentuada por hemoconcentração

B) QUEIMAR OEDEMA

a) Inchaço localizado grave na área da lesão

b) Deslocação de fluidos entre o tecido não danificado e o tecido afetado

c) Sequestro de sódio e proteínas no fluido do edema

d) Potássio elevado no sangue devido à redistribuição dos electrólitos e à destruição das células dos tecidos e dos eritrócitos.

e) Alteração fisiológica da função pulmonar, renal e cardíaca.

II- FASE SUBAGUDA
A)   DIURESE

a) Subsidência do edema

b) Aumento do débito urinário.

c) Mobilização de sódio

d) Potencial edema pulmonar

B)ANEMIA CLÍNICA

a) Hipocromia e microcitose após hemólise inicial

b) Necessidade de aumentar as proteínas e o ferro para a regeneração dos glóbulos vermelhos.

c) Perda contínua de glóbulos vermelhos durante o penso e a cirurgia.

d) Expansão do leito capilar na zona de granulação e aumento da fragilidade dos glóbulos vermelhos

e) Nível elevado de COHB inicialmente

C) TAXA METABÓLICA ACELERADA

a) Aumentar a atividade celular e bioquímica

b) Aumento devido à aceleração da perda de água por vaporização através de feridas de queimaduras

D) DESEQUILÍBRIO DO AZOTO: -

a) Aumento do catabolismo do azoto

1. Catabolismo dos tecidos

2. Perda de proteínas musculares por atrofia dos tecidos

3. Ingestão oral deficiente secundária a anorexia

4. Perda de proteínas através de feridas de granulação.

b) Anabolismo normal ou acelerado do azoto

1. Maior necessidade de acelerar o metabolismo e a reparação dos tecidos.

2. Resposta primária ao traumatismo num órgão específico

c) Alterações qualitativas e quantitativas das proteínas plasmáticas que afectam a resposta imunitária

E)PERTURBAÇÃO DO METABOLISMO DAS GORDURAS

F)METABOLISMO ANORMAL DAS VITAMINAS

a) Aumento das necessidades de vitamina C, tiamina e riboflavina

b) A ingestão deficiente torna-se uma falta de apetite

G) INSUFICIÊNCIA DA FUNÇÃO HEPÁTICA

a) Evidência de danos no teste padrão e na biópsia

b) Perturbação do metabolismo dos hidratos de carbono e das proteínas.

c) Aumento da acumulação de gordura no fígado.

H) ALTERAÇÕES ÓSSEAS E ARTICULARES

a) Distúrbios intra-articulares e esqueléticos na calcificação

b) Estimulação do crescimento esquelético em crianças.

I) DISTÚRBIOS ENDÓCRINOS

a) Possível exaustão adrenal

b) Depressão da função gonadal

c) Úlcera de Curling

d) Outras disfunções endócrinas

J) DESEQUILÍBRIO ELECTROLÍTICO E QUÍMICO

a) Aumento da necessidade de potássio e cálcio para a cicatrização Processo

b) Perda de sódio, potássio e cálcio através do tecido de granulação

c) Ingestão deficiente

K) DEARRANJOS DE CIRCULAÇÃO

a) Baixo volume de sangue

b) Baixa pressão osmótica

c) Tendência para o fenómeno trombótico.

d) Diminuição da reserva cardíaca

e) Complicação de doença cardiovascular e renal pré-existente.

L)PERDA DA FUNÇÃO DA PELE COMO ÓRGÃO

a) Regulação da temperatura e isolamento

b) Excreção de água e cloreto

c) Proteção mecânica contra traumatismos químicos e físicos

d) Armazenamento de lâminas e glucose

e) Ligação sensorial entre o sistema nervoso central e o ambiente externo

f) Proteção contra a invasão por organismos patogénicos

Vários autores afirmam que a perda de água superficial das feridas de queimaduras

Nenhuma discussão sobre a fisiopatologia da queimadura poderia estar completa sem mencionar a possibilidade de toxina da queimadura. Os efeitos das bactérias e da sépsis são difíceis de controlar. Apesar da máscara de estudos experimentais e clínicos realizados, não há evidências de quaisquer substâncias antigénicas tóxicas, que são de importância significativa, Excelentes discussões sobre o desarranjo fisiológico em resposta ao trauma térmico grave encontram-se nos relatórios de allgower e Siegrist (1957), Sevitt (1957), Levenson e lund (1957), Hardy (1958), Moore (1959), Artz Moncrief (1969) e Dolecek (1969).

Inflamação e cicatrização:

Cicatrização: As lesões nos tecidos podem resultar na morte das células e na destruição dos tecidos. A cicatrização é a resposta do corpo à lesão, numa tentativa de restaurar a estrutura e a função normais. O processo de cicatrização envolve dois processos distintos, que ocorrem em simultâneo

• A regeneração, quando a cicatrização ocorre através da proliferação de células do parênquima, resulta normalmente na restauração completa dos tecidos originais.

• Reparação quando a cicatrização ocorre por proliferação de elementos do tecido conjuntivo, resultando em fibrose ou cicatrização.

Regeneração: Algumas células do parênquima têm uma vida curta, enquanto outras têm uma vida mais longa. Os factores de crescimento incluem o fator de crescimento epidérmico, o fator de crescimento de fibroblastos, o fator de crescimento derivado de plaquetas, o fator de crescimento endotelial e o fator de crescimento transformador.

O ciclo celular é o período entre duas divisões celulares sucessivas com fases desiguais.

- **Fase M (mitose)**   **:Fase da mitose**

- **Fase G1 (intervalo 1): A célula filha entra na fase G2 após a mitose**

- **Fase S (síntese)**   **: ocorre a síntese do ADN nuclear**

- **Fase G2 (gap2): Após a conclusão da duplicação do ADN, entra na fase G2**

- **Fase G0 (gap0): é a fase quiescente ou de repouso da célula após a fase M**

Nem todas as células do corpo se dividem ao mesmo ritmo. Algumas células maduras não se dividem de todo, enquanto outras completam um ciclo celular em cada 16-24 horas. A principal diferença na taxa de divisão celular (rápida ou lenta) é a duração da fase G1, a sua capacidade de divisão.

As células do corpo estão divididas em 3 grupos: células lábeis, células estáveis e células permanentes.

1. Células lábeis : Estas células continuam a multiplicar-se ao longo da vida

2. Células permanentes: Estas células perdem a sua capacidade de proliferação por volta da altura do nascimento.

Relação das células do parênquima com o ciclo celular:

Se os três tipos de células do parênquima acima descritos forem correlacionados com a fase do ciclo celular, pode deduzir-se a seguinte inferência

1. As células lábeis são células que se dividem continuamente e permanecem no ciclo celular

2. Células estáveis na fase de repouso (G0), mas podem ser estimuladas a entrar no ciclo celular

3. As células permanentes são células que não se dividem, abandonam o ciclo e morrem após uma lesão.

A regeneração de qualquer tipo de células do parênquima envolve os 2 processos seguintes

i. Proliferação de células originais da margem da lesão com migração para cobrir a lacuna.

ii. Proliferação de células migradas com subsequentes diferenciações e inflamação para reconstituir o tecido original.

Reparação: É a substituição do tecido lesado por tecido fibroso, envolve dois processos:

i. Formação de tecido de granulação e

ii. Contração das feridas.

Formação de tecido de granulação:

O tecido de granulação deriva do aspeto ligeiramente granular e rosado do tecido.

Na formação do tecido de granulação observam-se as seguintes fases

1) Fase da resposta inflamatória: Após o traumatismo, o sangue coagula no local da lesão. Ocorre uma resposta inflamatória aguda com exsudação de plasma, neutrófilos e alguns monócitos em 24 horas.

2) Fase de depuração: A combinação de enzimas proteolíticas libertadas pelos neutrófilos, enzimas autolíticas das células mortas dos tecidos e a atividade fagocítica dos macrófagos eliminam os resíduos de tecido necrótico e os glóbulos vermelhos.

3) Fase de crescimento do tecido de granulação: Esta fase consiste em 2 processos principais: inflamação ou neovascularização e formação de tecido fibroso.

a) **Angiogénese (Neovascularização):** a formação de novos vasos sanguíneos no local da lesão ocorre através da proliferação de células endoteliais a partir das margens dos vasos sanguíneos.

O processo de inflamação ocorre sob a influência dos seguintes factores:

• Factores de crescimento das células endoteliais, que actuam como estímulos positivos e aparecem no tecido de granulação.

• Alguns componentes da matriz como a colagem IV, que actuam como estímulos negativos e aparecem tardiamente na formação do tecido de granulação.

b) Formação de tecido fibroso: Os novos fibroblastos têm origem nos fibrócitos, bem como na divisão celular mitótica dos fibroblastos. As fibrilas de colagénio começam a aparecer por volta do 6.º dia[th] . À medida que a maturação prossegue, forma-se mais colagénio, enquanto o número de fibroblastos activos e de novos vasos sanguíneos diminui, o que resulta na formação de uma cicatriz conhecida como catrização.

Contração das feridas:

A ferida começa a contrair-se ao fim de 2-3 dias e o processo fica concluído ao fim de 14th dias. Assim, a ferida é reduzida em cerca de 80 % do seu tamanho original. A contração da ferida resulta numa cicatrização rápida, uma vez que tem de ser substituída uma área de superfície menor.

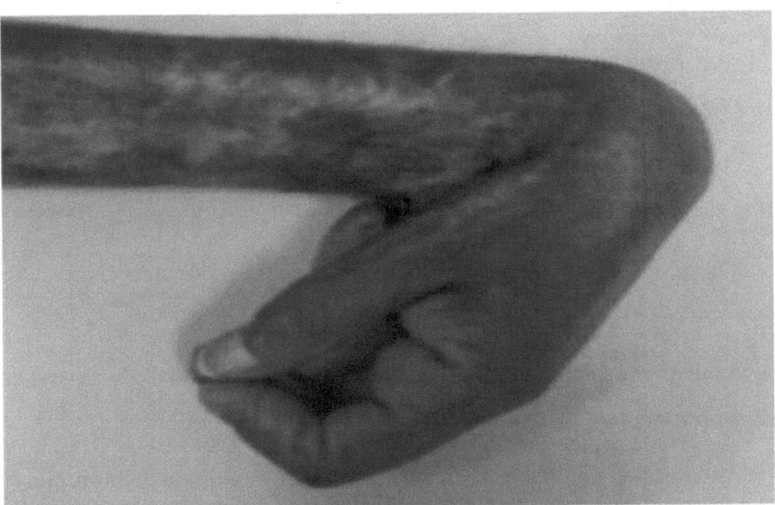

Fig.No.9 Contratura pós-queimadura

Os factores propostos para explicar o mecanismo de contração da ferida são os seguintes

1) A desidratação resultante da remoção de fluidos através da secagem da ferida foi sugerida pela primeira vez, mas sem ser comprovada.

2) Pensava-se que a contração do colagénio era responsável pela contração, mas a contração da ferida ocorre quando o conteúdo de colagénio do tecido de granulação é muito pequeno.

3) A descoberta dos miofibroblastos que aparecem no tecido de granulação ativo resolveu a questão da

Controvérsia em torno do mecanismo de contração da ferida. Estas células têm características imediatas entre as dos fibroblastos e as das células musculares lisas. A sua migração para a área da ferida e a sua contração ativa diminuem o tamanho do objeto. As evidências que apoiam o conceito são as **características** morfológicas e **funcionais dos fibroblastos modificados ou miofibroblastos, que estão a ser estudados e avaliados.**

A) As fibrilas presentes no citoplasma destas células assemelham-se às das células musculares lisas.

B) Estas células contêm actina - miosina semelhante à encontrada nas células musculares não estriadas.

C) Os núcleos destas células têm uma membrana nuclear dobrada como nas células musculares lisas.

D) Estas células têm membrana basal e desmossomas, que não são observados nos fibroblastos normais.

E) O citoplasma destas células modificadas demonstra uma marcação imunofílica ou resistente com anticorpos anti-músculo liso.

F) A resposta medicamentosa do tecido de granulação é semelhante à dos músculos lisos.

CAPÍTULO 9. CICATRIZAÇÃO DE FERIDAS

O processo de cicatrização é fundamentalmente o mesmo em todas as feridas, mas existem diferenças quantitativas acentuadas, dependendo da quantidade de destruição dos tecidos e, em certa medida, da presença de sépsis.

É composto por duas partes

1. Remoção de material inflamatório de detritos necróticos que podem ser muito ou pouco

2. Substituição ou reconstrução do tecido original: num grau mais elevado, na medida do possível.

Envolve a invasão e a substituição de tecidos moribundos e mortos por mesênquima imaturo chamado tecido de granulação. A função essencial do tecido de granulação é a substituição de material inútil por mesênquima vivo. O processo de conversão de resíduos inflamatórios em tecido de granulação e, finalmente, em tecido fibroso é conhecido como organização. Um processo semelhante está envolvido no tratamento de exsudados inflamatórios numa superfície serosa, na cicatrização de um abcesso, na remoção de tecido desvitalizado por isquemia arterial e na substituição de sangue extravasado e de trombos intravasculares.

O método de cicatrização num tecido ou órgão específico depende da capacidade de reprodução das células envolvidas. No caso da epiderme ou da mucosa, as células podem reproduzir-se, mas as células dos músculos e do SNC não têm essa capacidade, o que resulta na formação de cicatrizes. Durante a fase inicial da cicatrização de feridas, os fibroblastos produzem colagem, mais ativamente, a partir do 5th dia até ao 3rd ou 4th semana após a ferida. É conveniente considerar a cicatrização de feridas nas seguintes etapas:

i) Cicatrização por primeira intenção - A cicatrização de uma ferida incisa limpa com boa oposição dos bordos sem contaminação de infeção.

ii) Cicatrização por segunda intenção - Ocorre quando os bordos da ferida não estão unidos, quando há perda irreparável de pele e quando a ferida infecciona, se rompe ou tem de ser aberta.

iii) Cicatrização por terceira intenção - Ocorre quando as feridas profundas não cicatrizam por intenção primária ou quando a ferida se rompe antes de cicatrizar completamente.

Conclusão da cura:

A cicatrização completa de uma ferida infetada demora muito tempo. As fibras de colagénio do tecido cicatricial que se une sofrem repetidas rupturas e reformas antes da maturação final. A resistência à tração da ferida só se aproxima da do tecido normal ao fim de seis meses, mas a conclusão a 100% pode demorar até dois anos.

Complicação ou cicatrização de feridas:

1. A infeção da ferida devido à entrada de bactérias atrasa a cicatrização

2. A formação de quistos de implantação (epidérmicos) pode ocorrer devido à inflamação das células epiteliais na ferida após a cicatrização.

3. Pigmentação: As feridas em cicatrização podem ter uma coloração semelhante à cor da hemossiderina. Algum material particulado colorido deixado na ferida pode persistir e conferir cor à ferida cicatrizada.

4. Cicatrização deficiente: pode dever-se a uma formação inadequada do tecido de granulação.

5. Hérnia incisional: Uma cicatriz fraca, especialmente após uma laparotomia, pode ser o local de rebentamento de uma ferida (deiscência da ferida) ou de uma hérnia incisional.

6. Cicatrizes hipertrofiadas e formação de quelóides: A cicatriz formada é excessiva, feia e dolorosa. A formação excessiva de colagénio pode resultar na formação de quelóides (semelhantes a garras), que se observam frequentemente em negros. As cicatrizes hipertrofiadas estão confinadas aos bordos da ferida e o queloide tem uma projeção de tecido conjuntivo semelhante a um tumor.

7. Contração excessiva: Um exagero da contração da ferida pode resultar na formação

de contraturas ou catrises, por exemplo, na inflamação de Dupuytren (palmer).

8. Neoplasia: Raramente, a cicatriz pode ser o local de desenvolvimento de um carcinoma mais tarde.

Matriz extracelular (resistência da ferida):

A ferida é reforçada pela proliferação de fibroblastos e miofibroblastos, que obtêm apoio estrutural da matriz extracelular (MEC). A MEC tem cinco componentes principais.

1. Colagénio: Os colagénios fornecem suporte estrutural ao organismo multicelular. É o principal componente do tecido fibroso, da cartilagem óssea, das válvulas do coração, etc. A síntese do colagénio é estimulada por vários factores de crescimento e é degradada pela colaginase.

Dependendo da composição bioquímica, foram identificados 18 tipos de colagénio, denominados colagénio I a XVIII. Outros tipos de colagénio são o material não fibrilar e o material amorfo. Morfologicamente, as unidades mais pequenas do colagénio são as fibrilas de colagénio, que se alinham para formar fibras de colagénio e depois feixes de colagénio.

2. **Glicoproteínas adesivas:**

Várias glicoproteínas adesivas actuam como cola para a MEC e as células são constituídas por fibronectina, tenascina, icilotactina e trombospondina.

1. A fibronectina (nectore = ligar) tem propriedades de ligação às outras células e à MEC. Existem dois tipos de fibronectina: a plasmática e a tecidular.

> A fibronectina plasmática é inflamada pelas células do fígado e fica retida na membrana basal, tal como acontece na filtração através do glomérulo renal.

> Os fibroblastos, as células endoteliais e outras células mesenquimatosas formam a fibronectina tecidular. É responsável pela matriz primitiva no feto e na cicatrização de feridas.

3. Tenascina ou citotactina - é a inflamação associada aos fibroblastos e aparece na ferida cerca de 48 horas após a lesão. Desaparece no tecido cicatricial maduro.

4. Trombospondina - é principalmente inflamação por grânulos de plaquetas. Funciona como proteína adesiva para queratinócitos e plaquetas, mas é inibidora da fixação de fibroblastos e células endoteliais.

3. Membrana da cave:

As membranas basais são estruturas amorfas de ácido periódico de Schiff (Pas) que se encontram nos epitélios de diferentes órgãos e nas células endoteliais. São constituídas por colagénio tipo IV e laminina.

4. Fibras elásticas: Enquanto a resistência à tração se deve ao colagénio, a capacidade de recuo é proporcionada pelas fibras elásticas. As fibras elásticas são constituídas por 2 componentes - a glicoproteína elastina e a microfibrila elástica. As elastases degradam o tecido elástico, por exemplo, em condições inflamatórias.

5. Proteoglicanos: são um grupo de moléculas com 2 componentes - um polímero de hidratos de carbono essencial (denominado polissacarídeo ou glicosamino-glicanos) e uma proteína ligada a ele e daí o nome proteoglicanos - distribuídos em diferentes tecidos, como se segue:

- **Sulfato de condroilina - abundante na cartilagem e na derme.**

- **Sulfato de heparano - nas membranas basais.**

- **Dermaton sulphat - na derme.**

- **Sulfato de queratina - na cartilagem.**

- **Ácido hialurónico - na cartilagem, derme**.

Na cicatrização de uma ferida, a deposição de proteoglicanos precede o revestimento de colagénio. A resistência da ferida depende do local da lesão, da profundidade da incisão e da área da ferida. Após a remoção dos pontos, a resistência da ferida é de cerca de 10%, atingindo 80% em 3 meses.

Factores que afectam a cicatrização de feridas

1. Factores locais - Infeção, fornecimento adequado de sangue, corpo estranho, características dos tecidos

2. Factores sistémicos - Idade, Nutrição, Distúrbios hematológicos, DM, Insuficiência renal, Icterícia, Malignidade, Esteróides, Drogas citotóxicas, Irradiação e Síndrome de Marfans.

Factores constitucionais na cicatrização de feridas:

1. Proteínas: As proteínas são necessárias para a proliferação da ferida em cicatrização. A cicatrização de feridas é prejudicada nos indivíduos emaciados, má absorção intestinal. Os aminoácidos com enxofre, como a metionina, são importantes para a síntese de novas proteínas.

2. Vitamina C: As carências de vitamina C provocam um atraso na cicatrização das feridas, como acontece no escorbuto, nas avitaminoses graves, nos idosos solitários e nos doentes com sintomas gastrointestinais como úlcera péptica, má absorção intestinal, etc.

3. Cortisona: A cortisona retarda a proliferação de fibroblastos e capilares jovens e a formação de colagénio é deficiente.

4. Zinco: É um constituinte essencial de muitas enzimas e também está envolvido na síntese de proteínas e na cicatrização de feridas. O esgotamento do zinco prejudica o aumento normal da resistência à tração.

5. Discrasias sanguíneas: A rutura do processo normal de cicatrização ocorre em certas discrasias sanguíneas, por exemplo, a doença do polimorfo gigante, em que o crescimento epitelial é perturbado.

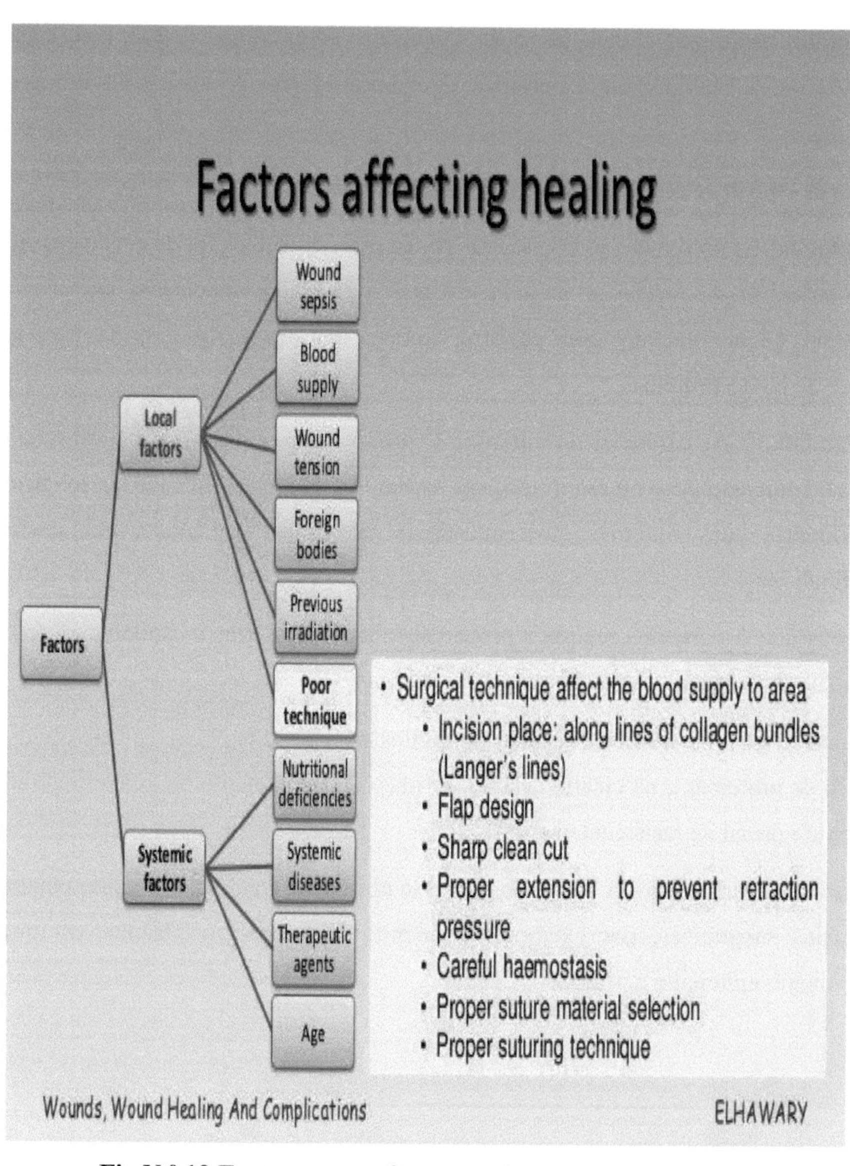

Fig.N.º 10 Factores que afectam a cicatrização de feridas

CAPÍTULO 10. REGIMES DE REANIMAÇÃO COM FLUIDOS

São preconizados vários regimes de reanimação com fluidos para manter o volume intravascular após queimaduras graves. Estes podem ser classificados, em termos gerais, nos seguintes grupos

i) Fórmulas cristalóidese

ii) Fórmulas coloidais

iii) Fórmulas salinas hipertónicas

iv) Fórmulas salinas hipertónicas-Dextrano.

a) Fórmulas de cristalóides: A solução de lactato de Ringer é o cristaloide mais frequentemente utilizado. A composição da solução de RL é ião sódio e ião lactato. A solução cristaloide perde-se rapidamente do compartimento intravascular para o compartimento extra-vascular. Por conseguinte, o restabelecimento do volume plasmático demora mais tempo e o débito cardíaco regressa lentamente ao normal. Para uma reanimação eficaz com fluidos, é necessário um grande volume de RL.

ii) Fórmulas coloidais: As fórmulas coloidais incluem o sangue, a dextrina, o plasma e os derivados proteicos do plasma, a albumina e o hidroxietilamido. Os colóides são perdidos do espaço intravascular muito lentamente. O regime contendo colóides restaura o débito cardíaco mais rapidamente do que a solução cristaloide isolada. Em doentes tratados com colóides, as complicações pulmonares tardias e a mortalidade são superiores às registadas em doentes tratados com cristalóides.

iii) Fórmulas salinas hipertónicas: No choque hipovolémico, é necessária uma grande reposição rápida de volume cristaloide, o que tem efeitos adversos no sistema cardiopulmonar em doentes com mais de 50 anos ou com menos de 2 anos de idade. É útil para reduzir a sobrecarga de volume e promover a caliurese e uma melhoria significativa na distribuição do fluxo sanguíneo. O nível de sódio sérico deve ser monitorizado. Se atingir mais de 160 m Eq/L, pode provocar desidratação celular. Para evitar esta situação, pode ser administrado um líquido hipotónico oral.

Todas as fórmulas disponíveis para a reanimação com fluidos funcionam apenas como um guia aproximado; o fluido efetivamente transfundido depende da resposta do doente à área de superfície corporal e ao peso. As fórmulas baseadas no peso podem sub-reanimar ou sobrecarregar o doente. As fórmulas baseadas na área de superfície corporal são exactas. Na maioria dos centros de queimados, metade do volume necessário é infundido nas primeiras 8 horas e a restante metade nas 16 horas seguintes.

Parâmetros para avaliar a adequação da reanimação com fluidos

A) Monitorização não invasiva A adequação da reanimação com fluidos é avaliada por este método.

1. Produção de urina	**2. Pressão arterial**
3. pH do sangue	**4. Frequência cardíaca**
5. Estado de espírito	**6. PCV.**

A monitorização horária da produção de urina indica a adequação da ressuscitação com fluidos, ou seja, adultos: 30-50 ml/hora e crianças: 1-2 ml/kg/hora. Todos os doentes queimados desenvolvem taquicardia. Mas uma frequência cardíaca superior a 130/min na ausência de febre é um sinal fiável de hipovolemia. A tensão arterial pode manter-se dentro dos limites normais na fase compensada do choque. O choque não é um sinal fiável. Por isso, devem ser observados outros parâmetros, como a frequência cardíaca e o débito urinário. A monitorização clínica do SNC dá uma ideia da hipovolemia moderada a grave. A apatia, o estupor e a coma são frequentemente observados durante a hipovolemia moderada a grave. A ansiedade e a inquietação podem ser os primeiros sinais de hipovolemia. O pH do sangue diminui devido à acidose. O PCV aumenta no período pós-queimadura devido à perda de fluido intravascular.

B) Monitorização invasiva: A monitorização intravascular invasiva é aconselhável se o doente queimado não responder à ressuscitação com fluidos. Os vários parâmetros invasivos são os seguintes.

i) Pressão capilar pulmonar em cunha ii) Débito cardíaco iii) Pressão venosa central. A pressão capilar pulmonar em cunha (PCWP) é medida através da colocação de um cateter de Swan-Ganz. Durante a reanimação com fluidos, é desejável uma PCWP de 18 a 20 mm Hg. A monitorização do débito cardíaco através do mesmo cateter pode servir de guia útil para suportar o débito cardíaco. Para medir a pressão venosa central, o cateter é passado através da veia jugular externa ou da veia subclávia e a ponta do cateter é colocada na aurícula direita ou perto dela. Efeito do ácido ascórbico no volume do líquido de reanimação: O ácido ascórbico (vitamina C) reduz consideravelmente o volume de reanimação, aumenta os valores do débito cardíaco, diminui os valores do hematócrito e mostra um edema de ferida de queimadura morto, em comparação com

Tabela n.º 6: regimes de reanimação com fluidos durante as primeiras 24 horas

	Cristaloide	Coloide	Necessidade diária (5% de Dext em água)
Cristaloide Fórmulas Fórmula de Parkland : Brooke modificado :	4 ml/kg%queima (RL) 2ml/kg%queima (RL)		2000 ml em adultos
Fórmulas coloidais Brooke Evans Orçamento de Moore	1,5 ml/kg/% queimadura (RL) 1,0mal/kg/% queimadura (NS) RL 10000-4000ml Solução salina a 0,5% 1200 ml	0,5 ml/kg 1,0 ml/kg/% queimaduras 7,5% de peso corporal.	2000 ml em adultos 2000 ml em adultos 1500 ml - 5000ml
Solução salina hipertónica Fórmula manafo	Volume de solução salina hipertónica com lactato contendo 250 mEq de sódio/litro para manter um débito urinário de 30 ml/h	-	-
Solução salina hipertónica Fórmula do dextrano (HSD) Horton etal	4 ml/kg de HSD (7,5% de cloreto de sódio em 6% de dextrano 70) administrado em bolus seguido de solução RL I ml/kg/% de		

	queimadura.		

a) Investigações: É necessária uma amostra de sangue para determinação da hemoglobina, hemograma completo, hematócrito, ureia sanguínea, creatinina sérica, proteínas séricas, electrólitos séricos, açúcar no sangue (se indicado) e determinação do grupo sanguíneo, radiografia do tórax e análise de gases no sangue arterial.

b) Inserção de um cateter de demora: O cateter de Foley é utilizado para registar a quantidade inicial e a cor (hemoglobinúria, mioglobinúria) da urina. Verifica-se a presença de açúcar e albumina na urina e efectua-se um exame microscópico. O débito urinário é mantido a 30 - 50 ml/hora nas vítimas de queimaduras térmicas e a 100-150 horas nas vítimas de queimaduras eléctricas. O cateter é retirado entre 3 a 7 dias.

c) Terapia com antibióticos: São iniciados antibióticos como a penicilina, a cloxacilina ou a gentamicina. A cultura e a sensibilidade do esfregaço da ferida são efectuadas no terceiro dia após a queimadura e repetidas semanalmente. A profilaxia do tétano é obrigatória em todos os casos.

d) Terapia nutricional: Todas as vítimas de queimaduras com mais de 20% de BSA desenvolvem geralmente uma doença paralítica. Por isso, os doentes são mantidos em jejum por via oral e por sonda nasogástrica. Após uma semana, inicia-se uma dieta rica em calorias e proteínas com vitaminas adequadas. O registo semanal do peso é feito para avaliar o estado nutricional. Se não forem fornecidos nutrientes exógenos, os nutrientes são derivados do próprio tecido do doente (glicogenólise, lipólise, proteólise do músculo esquelético). Através da gestão nutricional, é possível modular a resposta inflamatória e o estado imunitário e promover a resposta metabólica de cicatrização da ferida por queimadura à lesão térmica.

Estas fases são

i} Fase "EBB" ou fase de choque: Esta fase começa imediatamente após a queimadura e dura 48 horas. Esta fase caracteriza-se por uma redução do débito cardíaco, do consumo de oxigénio e da taxa metabólica.

ii} Fase "FLOW" do hipermetabolismo: Esta fase começa 48 horas após a lesão e dura dias ou semanas.

As principais respostas metabólicas finais à lesão térmica são a gluconeogénese, a glicogenólise, a lipólise e a proteólise do músculo esquelético. As proteínas são sintetizadas no fígado a partir de aminoácidos libertados da proteólise muscular e da dieta. Este suporte nutricional aumentará a lipólise, a proteólise do músculo esquelético e também prejudicará a imunidade e retardará a cicatrização de feridas. A imunidade diminuída e a fraqueza dos músculos respiratórios para limpar as secreções predispõem o doente a infecções torácicas e outras infecções.

Tecido adiposo - Gordura - Produção de energia (lipólise)

Músculo esquelético - Aminoácidos - Fígado (Proteólise)

Avaliação do estado nutricional do doente queimado na admissão Vários parâmetros úteis para avaliar o estado nutricional na admissão:

i. **Peso:** O peso do doente inferior a 90% do peso desejável reflecte um esgotamento significativo das reservas de energia. Deve ser dada maior prioridade ao apoio nutricional.

ii. Antropometria do braço: Quando o braço não está envolvido, a antropometria do braço pode ser útil como índice das reservas de gordura ou de músculo.

iii. Historial alimentar ou recordatório de 24 horas: Os hábitos alimentares dão uma indicação bastante boa da ingestão de nutrientes e do estado nutricional aquando da admissão. Assim, é necessário averiguar a presença de diabetes, hiperlipidemias, intolerância à lactose e doenças do fígado, do pâncreas e do intestino.

iv) Contagem total de linfócitos.

v) Nível de albumina sérica.

vi) Nível de transferência sérica.

vii) Estudos sobre o balanço do azoto: O fornecimento excessivo de proteínas melhora o balanço do azoto.

viii) Nível de glucose no sangue - fornece uma linha de base para referência posterior.

Determinação das necessidades nutricionais:

a) Necessidade de energia: A necessidade de energia aumenta com o aumento da área de superfície corporal. Não é necessário fornecer energia superior ao dobro do gasto metabólico basal. A fórmula normalmente utilizada para o fornecimento de energia em doentes queimados é a seguinte Adulto (fórmula de Curreri): Necessidades energéticas = 25 Cal/kg + 40 Cal / % BSA queimadura Crianças (fórmula de Davies & Liljedahl): Necessidade de energia = 60 Cal/kg + 35 Cal/% BSA queimado.

O fornecimento adequado de hidratos de carbono reduz a necessidade de proteínas para a gluconeogénese. As proteínas poupadas são utilizadas para a cicatrização de feridas e para melhorar o estado imunitário. A queimadura aumenta a necessidade de hidratos de carbono.

b) Necessidade de proteínas: Deve ser fornecido cerca de 20 a 25% das necessidades calóricas. Uma grande quantidade de proteínas é frequentemente bem tolerada pelo doente queimado. Na presença de insuficiência hepática e renal, é permitida uma menor quantidade de proteínas (1,4grn/kg/dia). [1]Uma ingestão demasiado elevada de azoto pode aumentar a ureia no sangue, particularmente na insuficiência renal. As fórmulas de aminoácidos de cadeia ramificada podem ser recomendadas para facilitar o anabolismo em doentes queimados.

c) Vitaminas e minerais: As necessidades diárias recomendadas de vitaminas e minerais na dieta são fornecidas aos doentes queimados. Devido ao stress, as necessidades são suplementadas. A vitamina A e a vitamina do complexo B são suplementadas.

d) Necessidade total de fluidos: A necessidade total de fluidos é igual à perda evaporativa da ferida mais a perda insensível da pele normal e do trato respiratório mais a perda na urina.

Perda de água por evaporação em ml/h = (25+%TSA queimada) x área total da superfície em m^2

Superfície corporal em cm^3 = $W^{0.425}$ x $H^{0.725}$ x 71,84 (W=Peso em Kg; H = Altura em cm.)

Perda insensível pela pele, vias respiratórias = 12ml/Kg/dia.

O volume de urina é calculado a partir da produção do dia anterior

Quando iniciar o apoio nutricional

Durante as primeiras 48 horas, a primeira prioridade é dada à reanimação com fluidos. De seguida, inicia-se a reposição nutricional por via externa ou parentérica. Entre 48 horas e 96 horas, é dada prioridade à cirurgia para cobrir as áreas queimadas. No final de uma semana, é iniciado um suporte nutricional vigoroso para atingir um equilíbrio positivo de energia e azoto.

Rotas de Apoio Nutricional

A.) Dieta oral: A dieta normal é utilizada para os doentes com menos de 10% de queimaduras. Nos casos de 10% a 20% de queimadura, as calorias e proteínas extra podem ser substituídas pela dieta.

B)**Suporte entérico:** Não é possível satisfazer as necessidades calóricas e proteicas suplementares de mais de 20% dos doentes queimados apenas com uma dieta oral. Por conseguinte, é necessária uma sonda de alimentação. Inicialmente, é administrada uma pequena quantidade de fórmula iso-osmolar e, depois, a quantidade é aumentada gradualmente. Quando as fórmulas iso-osmolares forem toleradas, podem ser experimentadas fórmulas hiperosmolares. A alimentação por sonda pode ser continuada durante o sono sem perturbar o doente.

C)**Suporte parentérico:** Está indicado apenas se não for possível a administração entérica. A nutrição parentérica é menos eficaz na manutenção da barreira da mucosa intestinal e da função imunitária do hospedeiro do que a alimentação entérica. O suporte parentérico é administrado através de: -i) veia periférica ii) veia central. O suporte parentérico através da veia periférica é considerado, mas é limitado devido à disponibilidade limitada de veias periféricas e ao desenvolvimento precoce de tromboflebidades.

A hiperalimentação parentérica através da veia central é considerada quando é necessária uma solução hiperosmolar de glucose, aminoácidos e lípidos e quando a ingestão calórica é insignificante ou nula.

Julgamento de um apoio nutricional eficaz

Registos de ingestão: Os registos diários de ingestão dão uma ideia justa sobre a ingestão diária de calorias e proteínas.

Alterações de peso: O registo diário do peso é uma medida eficaz do suporte nutricional, mas é impreciso devido à presença de pensos volumosos, à ocorrência de mudanças de fluidos, a grandes excisões e amputações. O registo exato do peso pode ser difícil.

Marcadores imunológicos do estado nutricional: Os marcadores imunológicos, como a reatividade ao teste cutâneo ou a contagem total de linfócitos, não são fiáveis para avaliar o estado nutricional. A albumina sérica ou os níveis de transferência sérica podem ser diretamente inferidos pela lesão por queimadura.

Estudos do equilíbrio do azoto: A elevação do azoto ureico no sangue indica uma deterioração da função renal ou um aumento do catabolismo proteico. O seu aumento indica uma redução das proteínas alimentares.

Efeitos adversos do excesso de alimentação: Tanto a subalimentação como a sobrealimentação são igualmente prejudiciais para os doentes queimados. O excesso de alimentação não consegue inverter o hipermetabolismo provocado pelo stress. Os efeitos adversos da sobrealimentação de diferentes nutrientes são os seguintes

a) **Proteínas:** Zotemia (aumento do azoto ureico no sangue), potencia a encefalopatia

b) **Hidratos de carbono:** Hiperglicemia, Insuficiência respiratória, Hepática, Função neutrofílica prejudicada, Diurese osmótica e aumento da suscetibilidade a infecções.

c) **Lípidos:** triglicéridos elevados, função plaquetária comprometida, função imunitária comprometida, função pulmonar comprometida, bloqueio reticuloendotelial.

d) **Vitaminas:** A hipervitaminose é mais frequente.

Gestão sistemática das queimaduras

Normalmente, os primeiros socorros são prestados no local do acidente. Os doentes queimados são tratados após a medição do peso, a cama é coberta por lençóis esterilizados e manuseados com uma bata e luvas esterilizadas. A inalação de oxigénio é iniciada através de pinças nasais ou de uma máscara. A via aérea é desobstruída e entubada com um tubo endotraqueal macio.

O programa definitivo de gestão é o seguinte:

i. Avaliação do estado geral e do nível de consciência do doente.

ii. Avaliação da magnitude da lesão.

iii. Critérios de hospitalização.

iv. Gestão em ambulatório.

v. Gestão de pacientes hospitalizados

vi. Manutenção de uma via aérea adequada

vii. Sedação de emergência.

viii. Reanimação com fluidos

ix. Investigações.

x. Inserção de um cateter urinário de demora.

xi. Gestão de antibióticos

xii. Gestão nutricional.

xiii. Outras medidas de apoio.

xiv. Tratamento de feridas de queimaduras.

i) Avaliação do estado geral do doente:

É registada a história detalhada da queimadura, a hora da queimadura, a idade, a imunização contra o tétano, as alergias a medicamentos, a medicação atual, o estado mental, a temperatura, o pulso, a tensão arterial e outros sinais de desidratação. É feito um exame do sistema respiratório, do coração e do abdómen.

ii) Avaliação da magnitude da lesão:

São vários os factores tidos em consideração para avaliar a magnitude da lesão:

a) Idade   b) Extensão da superfície corporal afetada.

c) Profundidade   d) Lesão por inalação   e) Factores co-mórbidos.

a) Idade: As queimaduras com menos de 3 anos ou com mais de 60 anos de idade implicam uma maior morbilidade e mortalidade.

b) Extensão: A extensão da superfície corporal envolvida é calculada rapidamente através da "regra dos noves". Nos bebés, a área de superfície da cabeça é maior e a área de superfície das extremidades inferiores é menor do que nos adultos. O melhor método para avaliar a extensão da queimadura é a tabela de Lund & Browder.

c) Profundidade: A avaliação da profundidade exacta através do exame clínico não é fiável. A profundidade da queimadura pode variar de uma área para outra devido à isquemia dérmica progressiva e à infeção.

d) Lesões por inalação: As queimaduras complicadas pela inalação de fumo e CO estão associadas a um aumento da mortalidade. As vítimas de queimaduras perto de espaços são susceptíveis de desenvolver lesões por inalação.

e) Factores co - mórbidos: Os factores co-mórbidos associados, como fracturas ou lesões e doenças concomitantes, como doenças cardiovasculares, pulmonares, renais ou metabólicas pré-existentes, como a diabetes, podem influenciar o plano de tratamento e o resultado final.

iii) Critérios de admissão: As vítimas de queimaduras nas seguintes situações devem ser admitidas para observação ou instituição de medidas terapêuticas completas:

a. 2^0 bum superior a 15% nos adultos ou superior a 10% nas crianças.

b. 3^0 queimam mais de 2%.

c. Queimaduras complicadas por lesão por inalação.

d. Queimaduras associadas a factores co-mórbidos.

e. Queimaduras eléctricas.

f. 3^0 queimadura envolvendo áreas críticas, por exemplo, as mãos, o rosto e os pés.

iv) Gestão em ambulatório:

Na ausência de complicações, 1 queimadura em^0 , 2 queimaduras em^0 com menos de 15% em adultos ou menos de 10% em crianças e 3 queimaduras em^0 com menos de 2% podem normalmente ser tratadas em regime ambulatório. Durante o tratamento ambulatório, são tomadas as seguintes medidas

• Controlo imediato da dor através de analgésicos intravenosos.

• Penso com sulfadiazina de prata após limpeza da ferida com savlon e soro fisiológico. O penso é mudado diariamente sob precauções assépticas. As feridas no rosto são tratadas pelo método de exposição. O rosto é limpo e é aplicado um creme de sulfadiazina de prata.

• A profilaxia do tétano é obrigatória em doentes não imunizados.

• Os antibióticos são normalmente reservados para utilização posterior. Inicialmente, apenas são utilizados antibióticos como a penicilina ou a cloxacilina. Mais tarde, se surgirem sinais de infeção, são iniciados antibióticos em função da cultura e da sensibilidade.

• Durante o tratamento ambulatório, se se desenvolver uma infeção significativa, se a ferida superficial se tornar profunda ou se a ferida não cicatrizar em três semanas, o doente deve ser internado e deve ser instituído um tratamento adequado.

V) Gestão dos doentes hospitalizados:

e) Manutenção de uma via aérea adequada: Na presença de fratura do osso facial, pode ocorrer obstrução das vias aéreas. O tubo nasofaríngeo pode ser adequado nestas situações. A extremidade da cabeça é levantada para reduzir ou evitar o edema grosseiro, intubação nasotraqueal com situações. A extremidade da cabeça é elevada para reduzir ou evitar edema grosseiro. A intubação nasotraqueal com tubo mole é efectuada em caso de obstrução das vias aéreas superiores. A traqueostomia profiláctica não é aconselhável.

f) Sedação de emergência: É necessário sulfato de morfina intravenoso 8 -10 mg em adultos ou 0,1 mg/kg em crianças. São administrados analgésicos orais. A infusão contínua de sulfato de morfina (1 mg por hora em adultos) com analgesia controlada pelo doente é muito eficaz.

g) Reanimação com fluidos: A reanimação com fluidos intravenosos é necessária com mais de 15% de queimaduras em adultos e mais de 10% de queimaduras em crianças. Para a reanimação com fluidos, não se tem em conta 1^0 queimaduras. No caso de uma queimadura superior a 50%, a quantidade de fluido necessária para a reanimação é calculada apenas para 50%. Em seguida, a taxa de transfusão de fluidos é ajustada de acordo com a reação do doente. A fórmula de Brooke modificada é utilizada para estimar a necessidade inicial de fluidos. Para evitar o risco de septicemia, a linha intravenosa é mudada ao fim de 3 dias.

A alteração fisiopatológica básica mais importante após uma lesão térmica é a alteração da permeabilidade capilar. Os vários produtos do metabolismo araquidónico, as aminas vasoactivas, os radicais livres e outros mediadores da inflamação libertados após a lesão térmica são responsáveis pelo aumento da permeabilidade capilar.

CAPÍTULO 11. PROCEDIMENTOS CIRÚRGICOS EM DOENTES QUEIMADOS

Os vários procedimentos cirúrgicos efectuados em doentes queimados podem ser classificados em

A.Procedimentos cirúrgicos de emergência.

B.Cirurgia excisional e cobertura cutânea.

C.Desbridamento de feridas.

D.Tecido de granulação de recapeamento.

A) Procedimentos cirúrgicos de emergência :-.

1) Traqueotomia: - A traqueotomia está indicada em doentes queimados com obstrução devido a edema da laringe e em que o tubo endotraqueal não pode ser passado devido a edema grave.

2) Escherotomia e Fasciotomia: - As queimaduras térmicas circunferenciais profundas das extremidades podem originar uma banda de constrição necrótica espessa que comprime o compartimento muscular edematoso. Nestes casos, é necessário efetuar uma escherotomia. A escheotomia da parede torácica e do abdómen é necessária para aumentar os movimentos. A descompressão dos compartimentos das extremidades superiores e inferiores é efectuada através de um tipo específico de incisão e de métodos.

B)Cirurgia excisional e cobertura cutânea: - As queimaduras profundas de 20 e 30 graus são tratadas através de uma excisão precoce e do fecho imediato da ferida com uma cobertura cutânea. Para o efeito, deve proceder-se do seguinte modo

1) Seleção dos doentes :-.

1) Doente com queimaduras profundas de segundo e terceiro graus

II) paciente até 60 % de queimaduras.

2) Escolha do tipo de excisão:- A escolha do tipo de excisão

I) Excisão fascial: - Utilizada para queimaduras de espessura da pele e do tecido subcutâneo

II) Excisão tangencial: - Utilizada para queimaduras dérmicas profundas e lesões mistas dérmicas profundas e de espessura total sem envolvimento extensivo do tecido subcutâneo.

3) Momento da excisão da queimadura:-

I) Excisão precoce II) Excisão tardia

4) Extensão da excisão: - Normalmente, é excisada até 15% a 30% da superfície.

5) Seleção da zona a excisar: - Em primeiro lugar, a zona do tórax, depois a do tronco e, por último, a das extremidades.

6) Técnicas operatórias:-

I) Excisão fascial: - A pele e o tecido subcutâneo são excisados até à fáscia profunda.

II)Excisão tangencial: - Na excisão tangencial, utilizando a modificação de Watson da faca de Humby para remover o tecido morto até à derme mais profunda

7) Métodos de cobertura cutânea: - Em queimaduras extensas, o couro cabeludo e os pés são utilizados para enxertos de pele. (O esboço de pele é dado em pormenor após as palavras).

8) Vantagens da cirurgia excisional e do enxerto de pele: - Relatórios recentes sugerem uma melhoria do estado imunitário do doente queimado após a excisão e a cobertura da ferida

C) Desbridamento da ferida: - O desbridamento da ferida é efectuado para limpar a ferida se o doente for grave e tiver um mau prognóstico devido a sepsia. Isto pode ser feito através de

1) Desbridamento tangencial 2) Excisão do tecido mole

D) Recobrimento do tecido de granulação: - Superfícies de granulação mais pequenas são recobertas por enxerto de pele de espessura dividida. Superfícies de granulação moderadamente grandes podem ser recobertas por enxertos de carimbo pós-idade ou enxerto de pele de malha expandida As superfícies de granulação extensas podem ser cobertas por homógrafo e autógrafo misturados ou por queratinócitos cultivados outras cirurgias, incluindo enxerto de pele, amputação, etc.

Utilização de folhas de bananeira (Kadli Patra) em pensos para queimaduras

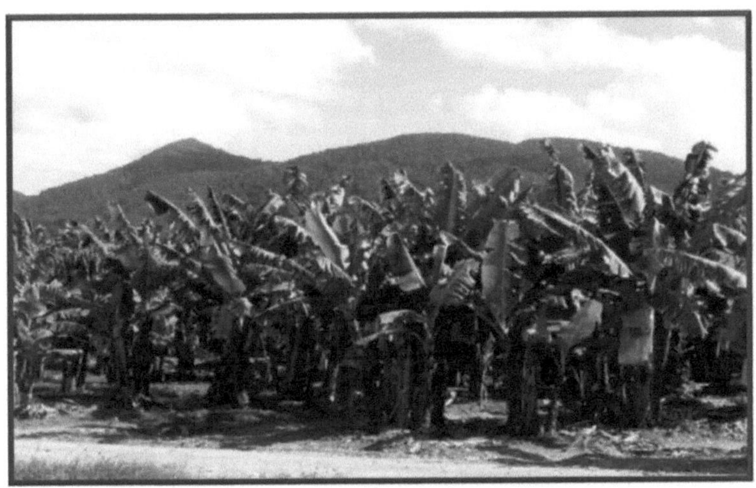

Fig.n.º 11 PLANTAS DE KADALI

A definição da OMS relativa à droga diz: "Qualquer substância ou produto utilizado ou destinado a ser utilizado para modificar ou explorar os sistemas fisiológicos ou o estado patológico em benefício do destinatário". É indiscutível que o medicamento é tão antigo como a doença. As doenças são património do homem desde o início da sua existência e a procura de remédios eficazes para as combater é talvez igualmente antiga.

Os tratados ayurvédicos falam da importância dos medicamentos, pois "não existe nada no mundo que não tenha utilidade terapêutica". Tendo este facto em consideração, os médicos ayurvédicos formularam medicamentos simples e compostos para a cura e prevenção de várias doenças.

A teoria do Tridosha é muito especial para vários conceitos da Ayurveda. Tanto assim é que até os medicamentos e as plantas medicinais são descritos pelas suas propriedades e utilizações tendo em conta os três Doshas. Assim, as propriedades de um determinado medicamento podem ser descritas como Vata-hara, Pitta shamak ou Kapha-Nashak ou vice-versa. De acordo com a predominância de um determinado Dosha numa doença, os sintomas podem apresentar-se. A seleção do medicamento também deve ser feita tendo em conta os três Doshas.

Fig. n.º 12 Kadali patra

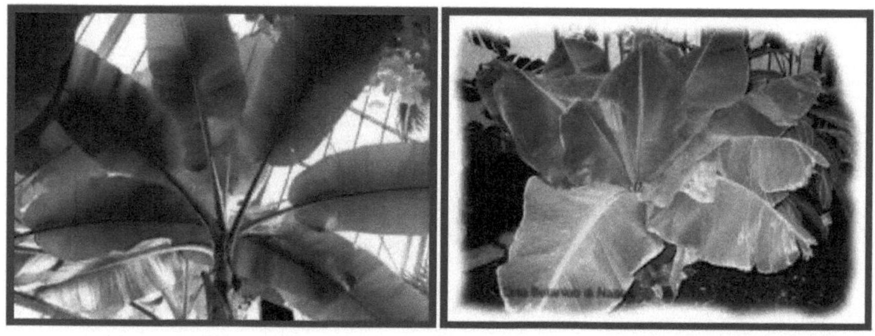

Kadli patra (*कदली पत्र*)   Kadli patra (*कदली पत्र*)

REVISÃO DE MEDICAMENTOS:-

Nome latino: Musa paradisiaca / musa sapientum

Musa: - muza do egípcio , paradisíaco:- do paraíso

Família: - Scitaminaceae

SUB - FAMÍLIA: - Musaceae

Gana:-

Sushrutha Acharya - lodhradi gana

Vagbhatacharya - Lodhradi gana

Dhanwantri Nighantu -karaveeradi chatuska gana

Shali grama nighantu - phala varga

Bhava Prakash nighantu - Amradi phala varga

Kaiadev nighantu - Aushadhavarga

Sinónimos :-

Kadali, Suphala, Palashika

Uraslambha, Lochak, Mukatasara

Mochak, Kanuphala, Swadu phala

Rambha Kalaisara, Hasti vishanika

Bhanu phala, Hasthibusa, Anshumatiphala

Mouch, Bhruth patra, Veera

Sukumara, Dirga patra, Kashtakilika

Sat patri, Granthini, Charmanvti

Nomes noutras línguas :-

Hindi: kela

Inglês: plantain, banana

Sânscrito: mauca, varana, ambusara

Kannada: bale gadde,kadali,kadu bale

Telugu: arati chettu

Bheda: - Existem numerosas variedades, tais como

M. Paradisiaca	M. Balbisiana
M.Acuminata	M. Sapientum

Habitats: - Encontra-se disponível em todos os estados e é abundante em toda a Índia. *A M. Paradsiaca* é comum e está disponível em todos os locais.

Descrição da planta: -

Erva alta com pseudo-caule aéreo que morre após a floração, folhas longas; estreitas até à base; flores unissexuais em espiga, com as femininas caídas na base e as masculinas na parte superior; brácteas conspícuas; castanho baço que caem sucessivamente; frutos bagas em vários cachos; cor amarela dourada na maturação.

A altura da erva é de 1 a 4 metros; o caule da planta é constituído por camadas de folhas, as folhas são longas e largas; as flores têm 1,25 a 2 metros e aparecem em inflorescência e crescem através das folhas.

Propriedades:

Rasa > Madhur, Kashaya

Guna > Singdha

Vipaka > Madhura

Virya > Sheeta

Doshagnatha > Pitta shamak.

Parte útil:-

Folhas, caule, flor, fruto e raiz. Kadali Patra utilizado no presente estudo.

(1.) Kadali patra

As folhas da planta Kadali são longas, oblíquas, grossas, grandes, verdes, lisas, brilhantes e planas. Com cerca de 1,2 a 1,8 metros de comprimento, apresentam duas epidermes, a superior ou adaxial e a inferior ou abaxial, constituídas por camadas simples/múltiplas de células achatadas. A epiderme tem estomas, que permitem a troca de gases e vapores na face dorsal do éster de ácidos gordos de cadeia longa e ácidos monohídricos. A presença de grandes espaços de ar no parênquima ajuda a reter o ar e a humidade

Ação:

A ação da raiz é anti-helmíntica, antiescorbútica, depurativa e tónica, sendo útil em doenças venéreas, helmintíases, lepra e várias afecções do sangue.

Utilização medicinal: As folhas são utilizadas na caça à galinha

a) Folha verde fresca utilizada como remédio para a inflamação grave do olho e outras doenças oculares

b) Cura feridas e úlceras

c) É um penso fresco para as dores de cabeça

d) Refrescante quando aplicado em bolhas ou superfícies inflamadas

e) Utilizado em pensos para cobertura de áreas extensas de queimaduras em bruto.

f) No país estrangeiro, a cera de folha de bananeira é utilizada para ensaios cosmatológicos

Composição química da folha de bananeira

As folhas de bananeira contêm polifenol oxidase (PPO); foi desenvolvido um método económico de produção de L-DOPA, que é amplamente utilizado para o tratamento da doença de Parkinson, utilizando a PPO das folhas. Verificou-se que a PPO era diferente das outras PPOs nos seus padrões enzimáticos; apresentava uma atividade elevada a baixa temperatura. E, normalmente, uma atividade elevada em relação a substratos de monofenóis (tirosina). O rendimento de L-DOPA é afetado pela temperatura, pH, tipo de tampão e fonte de PPO.

O teor de extractivos da fibra de abacá (0,4%) foi baixo, e os compostos mais predominantes foram os esteróis livres (24% do extrato total) e os ácidos gordos (24% do extrato total). Além disso, quantidades significativas de cetonas esteróides (10%), triglicéridos (6%), ácidos ω-hidroxigordos (6%), monoglicéridos (4%), álcoois gordos (4%), e uma série de p-hidroxicinamilos (ácidos *p-cumárico* e ferúlico) esterificados com álcoois de cadeia longa e ácidos ω-hidroxiglucos, juntamente com pequenas quantidades de hidrocarbonetos esteróides, diglicéridos, ácidos α-hidroxiglucos, ésteres de esteróis e glicosídeos de esteróis.

YASTIMADHU:-

Nome latino: Glycyrrhiza glabra

Família: Leguminosae

Gana: Sandhaniya, Varnya, Sonitasthapana (Cu.), Sarivadi, Anjanadi (Su)

Sinónimos: Mulethi, Jethimadh, Alcaçuz

Habitat: Jammu e Caxemira, Deharadun, Deli

Morfologia: Erva que cresce até 1,5 m de altura

Propriedades:

Rasa > Madhur

Guna > Guru, Singdha

Vipaka > Madhura

Virya > Sheeta

Parte utilizada: Raiz, Folha, Fruto, Rizomas

Efeito sobre o dosha : Vata e Pitta Samana

Karma: Vrana Ropana, Daha Samana.

Composição química: Glicorrizina, Sacarose, Amido, Aspergina, Ácido málico, Resina, Cumarina e Ácido cinâmico.

Ação farmacológica: Anti-inflamatório, antiartrítico, antipirético, tónico, suave

Laxante, sangue, purificador.

Efeito bacteriostático do Yastimadhu

O ácido glicirrízico (GA) é o principal ingrediente bioativo do alcaçuz (Glycyrrhiza glabra). O objetivo deste estudo foi avaliar os efeitos protectores do AG na lesão oxidativa induzida pelo hidroperóxido de terc-butilo (t-BHP) que conduz à apoptose em hepatócitos primários de rato em cultura. Ao longo do estudo, a silimarina foi utilizada como controlo positivo. Os mecanismos moleculares envolvidos nas vias apoptóticas induzidas nos hepatócitos pelo t-BHP a 250muM foram explorados em pormenor. Foi demonstrada a fragmentação do ADN, a ativação das caspases e a libertação do citocromo c. Além disso, foram detectadas alterações no potencial da membrana mitocondrial e na geração de ROS, confirmando o envolvimento da via mitocondrial. O pré-tratamento com GA (4mug) protegeu os hepatócitos contra a lesão oxidativa induzida pelo t-BHP e os resultados foram comparáveis aos do pré-tratamento com o controlo positivo, ou seja, a silimarina. O potencial protetor contra a morte celular foi conseguido principalmente através da prevenção da depleção intracelular de GSH, da diminuição da formação de ROS, bem como da inibição da despolarização da membrana mitocondrial. Verificou-se que a GA modula os pontos finais críticos da apoptose induzida pelo stress oxidativo e pode ser benéfica contra doenças do fígado em que se sabe que o stress oxidativo desempenha um papel crucial.

Fig. 12 Látex da planta Yastimadhu, casca e churna de Yastimadhu.

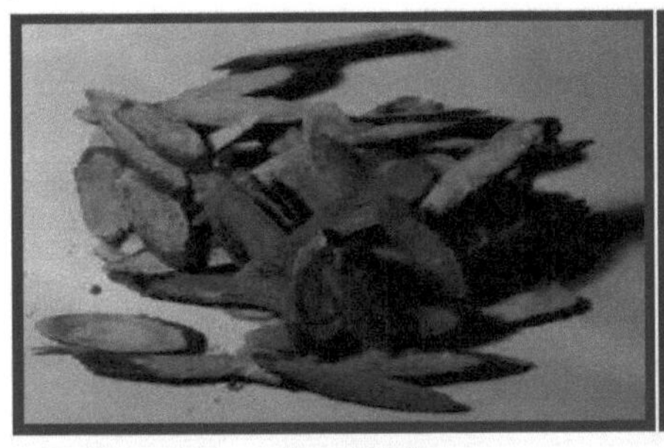

Yastimadhu plant latex

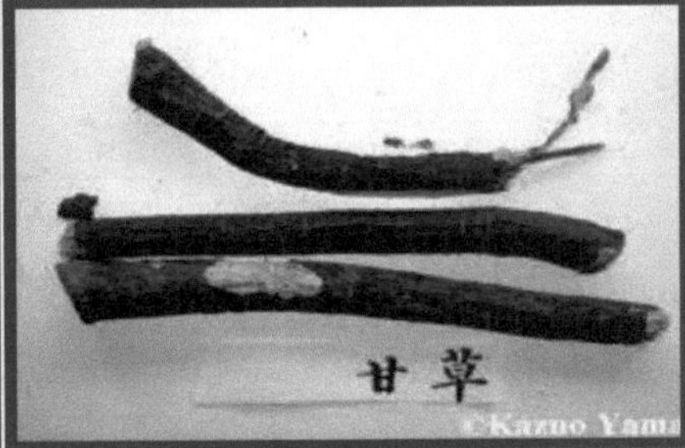

Bark of Yastimadhu Plant

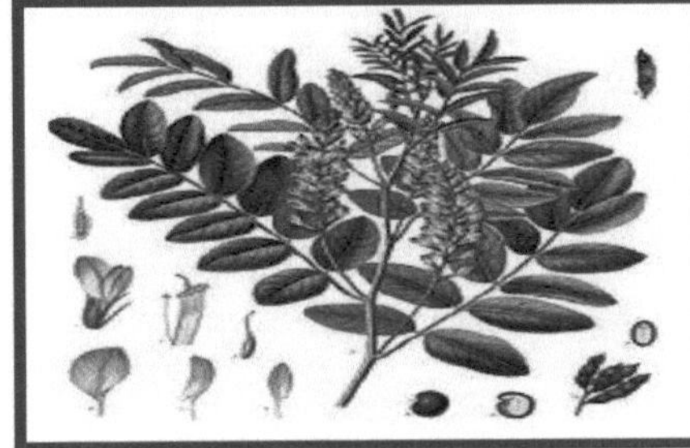

Glycyrrhiza glabra

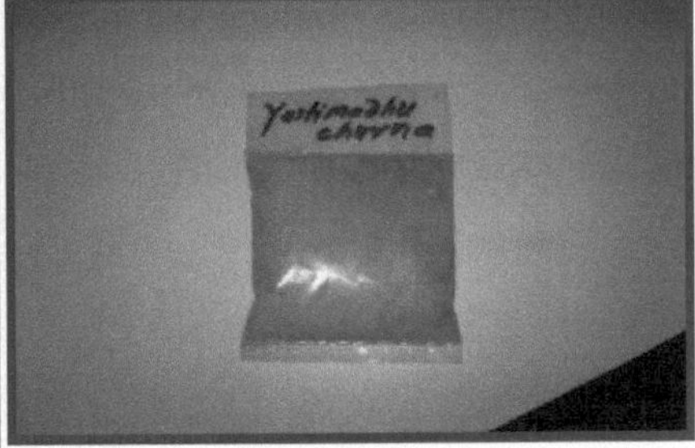

Yastimadhu churna

Utilização em medicina:-

O composto ácido glicirrízico, presente no alcaçuz, é atualmente utilizado por rotina em todo o Japão para o tratamento e o controlo da hepatite viral crónica, sendo possível um efeito de redução das transaminases. Foram demonstrados mecanismos hepatoprotectores em ratos. [9] Estudos recentes indicam que o ácido glicirrízico perturba o sarcoma de Kaposi latente (como também foi demonstrado com outras infecções por vírus do herpes na fase ativa), exibindo um forte efeito anti-viral. O alcaçuz afecta o sistema endócrino do organismo, uma vez que contém isoflavonas (fitoestrogénios). Pode baixar ligeiramente a quantidade de testosterona sérica, mas não é claro se afecta a quantidade de testosterona livre. O consumo de alcaçuz pode prevenir a hipercalemia. Doses elevadas de ácido glicirrízico e de ácido glicirretínico presentes no extrato de alcaçuz podem provocar hipocalemia e aumentos graves da tensão arterial, uma síndrome conhecida como excesso aparente de mineralocorticóides. Estes efeitos secundários resultam da inibição da enzima 1ip-hidroxiesteróide desidrogenase (tipo 2) e do subsequente aumento da atividade do cortisol no rim. A 1ip-hidroxiesteróide desidrogenase inativa normalmente o cortisol no rim; assim, a inibição desta enzima pelo alcaçuz faz com que a concentração de cortisol pareça aumentar. O cortisol actua no mesmo recetor que a hormona aldosterona no rim e os efeitos imitam o excesso de aldosterona, embora a aldosterona permaneça baixa ou normal durante a sobredosagem de alcaçuz. Para diminuir as hipóteses destes efeitos secundários graves, existem preparações de alcaçuz desglicirrizado. A desativação de enzimas semelhantes no intestino pelo ácido glicirrízico e pelo ácido glicirretínico provoca também um aumento do muco e uma diminuição da secreção ácida. Inibe a *Helicobacter pylori,* é utilizado como auxiliar na cicatrização de úlceras gástricas e duodenais e, em quantidades moderadas, pode aliviar uma dor de estômago. O alcaçuz pode ser utilizado para tratar a ileíte, a síndrome do intestino permeável, a síndrome do intestino irritável e a doença de Crohn, uma vez que é antiespasmódico para os intestinos.

Murchita Goghritam:-

Propriedades: Rasa > Madhura

Guna > Guru, Singdha

Vipaka > Madhura

Virya > Sheeta

Efeito no dosha : Vata-Pitta hara

Karma: Vrana-sodhana & ropana , Deepana

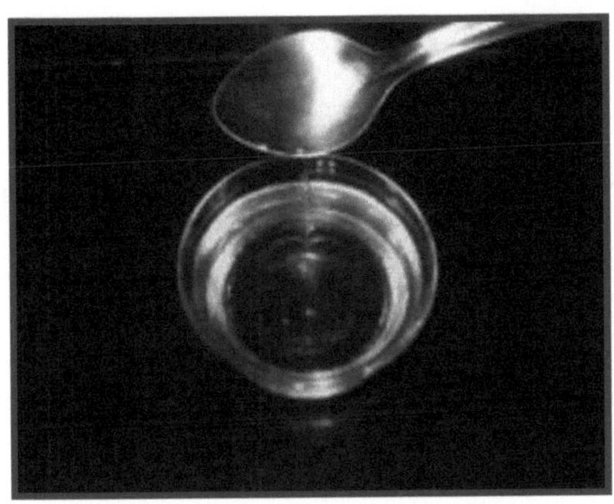

Fig. no.13 Yastimadhu Ghrita

GO-GHRITAM

É obtido a partir da classe Mammalia do Reino Animal. Ghee contém vitaminas A, D, E e K. As vitaminas A e E são anti-oxidantes e são úteis na prevenção de lesões no corpo. A vitamina A mantém o epitélio do corpo intacto. O ghee resiste à deterioração por microrganismos ou reacções químicas.

A sua digestibilidade ou taxa de absorção é de 96%, a mais elevada de todos os óleos e gorduras. A digestão, absorção e entrega ao órgão-alvo são cruciais para obter o máximo benefício de qualquer formulação. Isto é facilitado pelo Ghee. Uma vez que os ingredientes activos são misturados com Ghee, são facilmente digeridos e absorvidos. A ação lipofílica do Ghee facilita o transporte para um órgão-alvo e a entrega final no interior da célula, uma vez que a membrana celular também contém lípidos. Esta natureza lipofílica do Ghee facilita a entrada da formulação na célula e a sua entrega à mitocôndria, ao microssoma e à membrana nuclear.

Ghrita alivia Pitta e Vata, e é benéfico para Rasa dhatu, Shukra dhatu e Ojas. Tem propriedades Sheeta. É Mridukaram, Swara e Varna prasadaka (melhora a voz e a tez).

Ghrita, quando tratada ou impregnada com outras drogas, tem a propriedade de aceitar os atributos dessas drogas sem perder o seu carácter próprio.

REFERÊNCIA

Twacha sharira

1. Charaka Samhita Sharir sthana 4/12, Aashtanaga Hrudaya Sharir Sthana 3/3

2. Sushruta Samhita Sharir Sthana 4/4

3. Charaka Samhita Sharir sthana 4/12

4. Ashtanga Hrudaya com Bhagirathi tippani, Sharir Sthana 1/57

5. Sushruta Samhita Sharir Sthana 4/4

6. Charaka Samhita Sharira Sthana 7/4

Pele

1. R.E. Billingham, Fundamentals of. Anatomia, 82, 1948 & 83, 1949,542pp

Dagdha vrana

1. Lason J.S.; Treatment of burns; publicado por Chapman and Hall Ltd.

2. Gode P.K.; Dicionário Sânscrito - Inglês

3. Sir Monier Williams; Dicionário Sânscrito - Inglês

4. Sutrasthana do Sushruta Samhita - 15/12; 21/11; 37/12

5. Sutrasthana do Sushruta Samhita - 17/12/18

6. Sutrasthana do Sushruta Samhita - 12/15

7. Sutrasthana do Sushruta Samhita - 12/4; Sutrasthana do Ashtang Samgraha - 40/5

8. Sutrasthana do Sushruta Samhita - 11/21

9. Sutrasthana do Sushruta Samhita - 12/37-38

10. Sutrasthana do Sushruta Samhita - 12/8

11.   Sutrasthana do Sushruta Samhita - 12/16

12. Sutrasthana do Sushruta Samhita - 22/3

13. Sutrasthana do Sushruta Samhita - 22/8

14. Sutrasthana do Sushruta Samhita - 22/12

15. Sutrasthana do Sushruta Samhita - 22/13

16. Sutrasthana do Sushruta Samhita - 23/18

17. Sutrasthana do Sushruta Samhita - 23/19

18. Sutrasthana do Sushruta Samhita - 23/20

19. Sutrasthana do Sushruta Samhita - 19/4

20. Sutrasthana do Sushruta Samhita - 19/6-8

21. Sutrasthana do Sushruta Samhita - 10/9-13

22. Sutrasthana do Sushruta Samhita - 19/23

23. Sutrasthana do Sushruta Samhita - 19/24-29

24. Sutrasthana do Sushruta Samhita - 19/30-37

25. Sutrasthana do Sushruta Samhita - 12/19-22; Sutrasthana do Ashtang Samgraha 40/14

26. Sutrasthana do Sushruta Samhita - 12/22; Sutrasthana do Ashtang Samgraha - 40/14

27. Sutrasthana do Sushruta Samhita - 12/23-24

28. Sutrasthana do Sushruta Samhita - 16/11-12

29. Sushruta Samhita Chikitsasthana - 16/13

30. Sushruta Samhita Chikitsasthana - 16/14-15

31. Sushruta Samhita Chikitsasthana - 16/16-22

32. Sutrasthana do Sushruta Samhita - 12/13

33. Sushruta Samhita Chikitsasthana - 17/6-7

34. Sushruta Samhita Chikitsasthana - 17/8-9

35. Bhaishajya Ratnavali - 48/7 - 12

36. Bhaishajya Ratnavali - 48/13; Chakradutta 44/101

37. Bhaishajya Ratnavali - 48/14; Chakradutta 44/102

38. Bhaishajya Ratnavali - 48/16; Chakradutta 44/103

39. Bhaishajya Ratnavali - 48/15

40. Bhaishajya Ratnavali - 48/16; Chakradutta 44/18

41. Harita Samhita - 58/11

42. Sutrasthana do Sushruta Samhita - 12/32-36

43. Sutrasthana do Sushruta Samhita - 19/31-35

44. Sutrasthana do Sushruta Samhita - 23/3

45. Sutrasthana do Sushruta Samhita - 23/4

46. Sutrasthana do Sushruta Samhita - 23/5

47. Sutrasthana do Sushruta Samhita - 23/6

48. Sutrasthana do Sushruta Samhita - 23/7

49. Sutrasthana do Sushruta Samhita - 28/9

50. Sutrasthana do Sushruta Samhita - 28/17

51. Sutrasthana do Sushruta Samhita -28/20

52. www. medlineplus .com/burnmanagement

53. www.americanburnsociety.com

BIBLIOGRAFIA

1. A. K. Dutta, Fundamentals of embryology, Capítulo 21, 284 - 287 pp

2. Abernathy CM, Harken AH, Surgical Secrets, Jaypee Brothers, New Delhi, 2nd Edition, 1992, Capítulo 27, Burns, Berguer Ramon e Hartford Edwards, 92-97 pp

3. Apte Vaman Shivaram, The Student's Sanskrit - English Dictionary, Nag publishers, Nova Deli, edição revista de 1997

4. Ashok Nayak, penso de alginato de cálcio para a cicatrização de feridas em zonas dadoras, The Antiseptic, Vol. 97,No. 2,372pp

5. Ashtang Sangraha, Indu Sanskrit Teeka, editado por Athawale A.P.,

6. Athawale, P.G., Drushtartha Shariram (Marathi), Drushtartha - mala prakashan, Nagpur, Vol. ll, 4th Edition, 1990, Capítulo 12, Twak Shariram, 383 - 388 pp

7. Atridev Vidyalankar, Ashtanga Sangraha, Vriddha Vagbhata, Comentário em Hindi

8. Bailey e Love, Short Practice of Surgery, Editado por Charles V. Mann e Russel RCG, Warmans, Williams NS, ELBS com Chapman e Hall, 22nd edição, 1997, 141-148pp

9. Bailey and Love's Short practice of surgery, editado por Arnold, 23rd edition, 2000

10. Bailey Hamilton editou, Pye's Surgical Handicraft, Vol. I, 18th edição, 1965, 44-55pp

11. Bailey Hamilton editou, Pye's Surgical Handicraft, Vol. II, 18th edição, 1962

12. Baily and Love, Ptactical Surgery, ELBS Publication, New Delhi, 22nd edition, 1995, 141-148pp

13. Behl P.N. Practice of Dermatology, CBS publishers and Distributors, New Delhi, 8th Edition, 1998 Capítulo 2,6-20pp

14. Benley, Robert Trimen, Henry, Medicinal plants, Vol. I/II/III/IV/V, Asiatic Publitioning House, Delhi, 2nd edition, 1992

15. Bhaishajya Ratnavali, Govinda Das, Comentário em Hindi por Shri Ambika Datta Shastri, Editado por Shri Rajeshwardatta Shastri, Chaukhamba Sanskrit Sansthana,

Varanasi, 2nd edição, 1993, Capítulo 48, Sadyovrana Chikitsa Prakaranam, Shloka 6, 599pp

16. Bhava Prakash, editado por Bhishagratna Shri. Brahma Shankar Mishra Shastri vinirmitaya vidyotini teeka e Shri H. S. Pandeya. Chaukhamba Sanskrita Sansthana, Varanasi, 5th Edition. 1993, Parte II, 474-475 pp

17. Bijilani RL, Understanding Medical Physiology Jaypee Brothers, New Delhi, 2nd edition, 1997, 209-210pp

18. Bosworth Chrissie, Burns trauma procedures, clinical care, whurr publication, London, 1st edition, 1998

19. Burns update, Journal of trauma, vol. 16, n.º 1-1-19, 1976.

20. Cason T.S., Treatment of Burns, publicação Chapman and Hall.

21. Chakraborty B.K ghosh H.N., Sahana S.N., Human physiology, the new Book stall, Kolkata, 2nd Edition, 1984, Chapter 8, 642-668 pp

22. Chakrapani Datta, Chakradatta, editado por tripathi jagdishwaraprasad, Chaukhamba Vidya Bhavan, Varanasi, 5th edição, 1983

23. Charaka Samhita, Savimarsha Vidyotini Teeka por Sri. Satyanarayan Shastri, Chaukhamba Sansthan, Varanasi, 4th edição, 1998

24. Charaka Samhita, Shri Chakrapani Datta Krita Ayurveda Dipika vyakhya, Chaukhamba Sanskrit Sansthan, Varanasi, 3rd edição, 1998

25. Chaterjee BP, A Short Textbook of surgery, New Central Book Agency, Kolkata, 3rd edition, 1993, 31-34pp

26. Chaterjee CC, Human Physiology Vol. I, Medical allied kolkata, 11th Edition, 1994, 346-347 & 641-650pp

27. Chatterjee CC, Human physiology, medical Alled Agency, Kolkata, 10th edição especial de reimpressão, 1994, parte II, 1-68 a 1-80, 2-4 a 2-5, 5-92 a 5-102 pp

28. Chaurasia B.D., Human Anatomy - Regional and applied, Vol. I, Upper limb and thorax, 3rd dition, 8th reprint, 2003, CBS publishers and Distributors, New Delhi, Chapter 6,60-62pp

29. Chaurasia B.D., Human Anatomy - Regional and applied, Vol. II, 3rd Edition, 9th reprint, 2004, Chapter 11,116-117 pp

30. Desai, Ranjitrai, Ayurvediya Kriyasharir, Baidyanath Ayurved Bhavan Ltd. Nagpur, 7th Edição, 2000, Capítulo 28, Twak vijnaniya adhyaya, 677-687pp

31. Dorland's Medical Dictionary, W.B. Saunders Publication, 24th edition,

32. G.D. Singhal et.al. - Cirurgia da Índia Antiga - Parte 1 - pp 189 - 208

33. G.R. McLatchie & D. J. Leaper - Oxford Handbook of Clinical Surgery - Oxford University press - 2nd edition - 2002 -pp 497 502

34. Garde G.K., Sartha Vagbhata, Marathi teeka, Shri Gajanan Book Depot, Mumbai, reimpressão 1983

35. Gaur. Pt. Damodar sharma, Abhinava Sharir, Hindi, Baidyanath Ayurveda Bhavan, Nagpur, Parte I, 1st Edição, 1982 , Capítulo 7, Sankhya Sharir, 169170 pp

36. George D. Pamplona Roger, Encyclopedia of Medicinal plants, Vol I, Editorial Safeliz S.L., Marid, Espanha, Capítulo 12, Plantas para o coração, 217 & 291 pp

37. Ghanekar B.G., Sushruta Samhita, Ayurveda rahasya dipika teeka on wutra Nidana Sharir sthana, meharchand lachhamandas publication, Nova Deli reimpressão 1998

38. Gogate V.M., Ayurvedic Pharmacology and theraprutic uses of medicinal plants (Dravyaguna vijnana), traduzido pela equipa académica do Centro de Investigação de Ayurveda Bharatiya vidya havan's swami prakashanand (SPARC), Mumbai, 1st Edição inglesa, 332 - 334 & 569-570pp

39. Gogate V. M., Dravyaguna Vijnana (Ayurvedic Materia <edica), 2nd edition, Pimpalapure & Co. Publishers, Nagpur, MS, 1997

40. Gogate, R.B., Viddha and Agnikarma chikitsa, vaidyamitra prakashan, pune, 1st Edition, 2004

41. Gray's Anatomy Edited by peher L. Williams and Roger Warwick, 37th edition, Churchill livingstone, edimburgh, London, Melbourne and New York, 1989.

42. Gupta PD, Inovação tecnológica em relação a agnikarma, Shalaka, Samyak

dagdha & método útil de Agnikarma chikitsa, artigo de investigação

43. Gupta, P.D., Agni Chikitsa eka upakram, revista kalptaru, Shri Ayurveda College, Nagpur 1980

44. Gvalani Ak, Surgery Simplified, Bhalani Book Depot, Mumbai, 1st Edição 2002, 366-370pp

45. Hamilton Bailey's physical signs, editado por Lumley John SP, Arnold Publications, 18th Edition, 2001, 45-121pp

46. Harsh Mohan, Textbook of Pathology Quick review and MCQs, Jaypee Brothers, New Delhi, 4th edition, 2000, capítulo 5, Inflammation and healing 67-93pp

47. História da medicina indiana, Agni, 205-219pp

48. Hanumadass marell L. e Mathangi Ramakrishnan K., The art and Science of burn wound management, Jaypee Brothers, New Delhi, 1st Edition, 2004

49. Jadavaji trikamji Acharya, Narayan Ran Acharya Kavitrith editado, Sushruta samhita de Sushruta, Chaukhamba Orientalia, Varanasi, UP, reimpressão 1996

50. Jadavji Trikamji Acharya, Charaka Samhita, comentário Ayurveda Dipika em hindi, 4th edição, publicações Munshiram Manoharlal.

51. Jain, Vaidya Shankarlalaji, Vangsena, Comentário de Sri Vaishya Shaligramji (Hindi), 1st edição, khemraj shrikrishnadas, mumabai, MS, 1996

52. Joshi S.G., Shalya Shalakya Tantra, Smita Printers, Pune, 1st edition, 1998

53. Julius Jolly, traduzido pelo Dr. Kashikar C.G., Munshiram manoharla publishers Pvt. Ltd. 3rd Edição, 1994, 111ppp

54. K.N. Udupa & shankaran - sushruta's contribution to surgery - chaukhamba Orientalia publication, Varanasi, UP - 2nd edition - 1983 - pp 85-88

55. kasture H.S., Ayurvediya Panchakarma Vijinana, Sri Baidyanath Ayurveda Bhavan Ltd. Nagpur, 6th Edição, 1999

56. Krishnamurthy KH, editado por Sharma PV, Bhela Samhita, Chaukhamba Sanskrit Sansthan, Varanasi, 1st Edition, 2003

57. Kulkani KV & Gogate RB, Shalya Tantra (Marathi), Continental Prakashan,

Pune, Parte I, 1st edição, 1992, Capítulo 23 Dagdha vrana, 283-291pp

58. Kumar Pramod, Fundamentals of Burns managements, paras medical publishers, Hyderabad, 1st edition, 1998

59. Lavhekar GS, Shalya Vijnana - Shalya Rugna Roga Pariksha, Chaukhamba Sanskrit Sansthan, Varanasi, UP, 1st Edição 1996, Capítulo9, Pramad Dagdha, 117pp

60. Madhava Nidanam, Madhukosh Teeka Sanskrita Commentary, com Vidyotini Hindi Teeka por Sri. Yaduananadan Upadhyaya, Chaukhamba Sanskrit sansthan, varanasi, 21st edição 2001,

61. MahajanB .K., Methods of Biostatistics, Jaypee Brothers Medical publication Pvt. Ltd., Nova Deli, 6th edition, 2004

62. Manual of Burn Therapeutics, editado por Salishury RE, Newman NM, Dingeldein GP Jr, Little Brown and Compnay, Boston, 1st edition, 1983

63. Master Medicine series, Surgery 1, editado por Michael Lavelle Jones, Churchill Livingstone Publication, 2nd edition, 2002, capítulo 10, plastic surgery, 209-216 pp

64. Muir's Textbook of Pathology, editado por Anderson JR, ELBS, 12th Edition, reimpressão 1986, 5.7-5.12, 10.41-10.43,22.8-22pp

65. Murray RK, Granner DK, Mayes Mayes PA, Rodwell VW, Harpper's Illustrated Biochemistry, McGraw Hill, 26th edition, 2003, 535-555pp

66. Nadkarni K.M., Indian MateriaMedica, Bombay Popular prakashan, Mumbai, Parte I/II/III, revista e aumentada por nadkarni, AK., prefácio de chopra, R.N., 3rd edition, 1986

67. Nair, C.K.N., Mohanan N., Medicinal plants of India with special reference to ayurveda, 1st edition, Nag publishers, Delhi, 1998

68. Nanal Purushottam Ganesh, Sartha Bhavaprakash, Marathi, Shri Gajanan Book Depot, Mumbai, reimpressão 1984

69. Nighantu ratnakara, por pandurang Javaji, Nimaysagar press, Mumbai, 1936

70. Ojha, Jharkhande, Mishra, Umavati, Dhanwantari Nigantu (Hindi), 2nd edition, Chaukhamba surabharatii prakshan, varanasi, Up 1996

71. Panda UN, Pain clinical aspects and management, Vol. I, Jaypee Brothers, New Delhi, 1999

72. Phadake GA & Phadake SG, Dosha Dhatu Mala Vijinana (Marathi), Madhuri Mudrana, Pune, 9th edition, 1992, 138-139pp

73. Prajapati Narayan Das et. Al., A Handbook of medicinal plants, Agrobios, Jodhpur, Índia, 1st edition, 2003, secção II, 142pp

74. Pralhad savarikar - Ensaio clínico aleatório comparando a eficácia do penso de colagénio e do penso de sulfadiazina de prata para queimaduras superficiais de 2 graus no KLESH & Medical research center, Belgaum - 1999 - J.N. Medical collage, Belgaum - RGUHS - Banglore, Karnataka.

75. Ramgopal Shastri, Vedon mein Ayuraveda, Mohanlal Ayurvedic anusandhan trust, Deli

76. Ranade suhash, Paranjape G.R., Ashtang Sangraham Marathi, Anmol Prakashan, Pune, 2nd edição, reimpressão, 1993

77. Ranade, Paranjape, Sathaye & yadwadkar, Shalya tantra (Marathi), Anmol Prakashan, pune, parte I, capítulo 8, 124-131pp

78. Rao M. Ramsundar, shalya tantra vijinanam (Surgery in Ayurveda), Vijuaywada, 1st edition, 2002

79. Rao, K. Vishweswara, biostatistics, 1st edition reprint, jaypee brothers, New delhi. 1999

80. Rastogi Ram,P., Mehrotra B.N., Compendium of Indian Medicial Plants, Vol I, 1960-1969, Central Drug research Institute. Lucknow e Instituto Nacional de Comunicação Científica, Nova Deli, 2nd reprint, 19999, 102- 103pp

81. Reddy. K. Ramchandra, haishajy Parikalpana Vijnanam, N.K.J.A.M.C., Bidar, 1st edição, 1996

82. Robbings pathologic basis of disease editado por cortan RS, kumar Vinay & Collins Tucker, Saunders, 6th edition reprint 2003, 433-435pp

83. Robbins pathologic basis of diseases, W.B. Saunders Company, 5th edition

84. Romanes G.J., Cunningham's Manual of Practical Anatomy, Oxford University Press, Nova Iorque, Vol. II, 15th edition, 3rd reprint, 2003, 2pp

85. Romanes G.J., Cunningham's Manual of practical anatomy, Oxford University press, Nova Iorque, Vol.II, 15th edition, 1996,103pp

86. Ross & Wilson, anatomia e fisiologia na saúde e na doença

87. S. Das A manual of clinical surgery, Das publication, Kolkata, WB,5th edition

88. S. Das, A practical guide to Operative surgery, Das Publication, Kolkata, WB, 4th edition.

89. S.L. Basu, Handbook of Surgery, CBS Publication, Nova Deli 1995, pp 5060

90. Satoskar RS, Bhandarkar SD e Ainapure SS, Pharmacology and Pharmacotherapeutics, Popular Prakashan, Mumbai, Secção XII, Drogas e Pele, 757-774 pp

91. Shara Tarachand, Ayurved ka parichayamak Itihas, Nath Pustak Bhandar, Rohtak, 2nd Edition, 1984

92. Sharangdhara Samhita, Sri sharangdhar, editado por sharma P.V., Chaukhamba Orientalia Publication, Varanasi, 4th edition.

93. Sharangdhara, sarth sharangdhar samhita (Marathi), traduzido por Vd. Gangadhar Vasudev Shastri, Raghuvanshi prakashan, Mumabai, 4th edição, 1983, Capítulo 7/78,62pp

94. Sharma P.V., History of Medicine in India, Academia Nacional de Ciências da Índia, Nova Deli, 1st edição, 1992, 13pp

95. Sharma P.V., Charak samhita, chaukhamba orientaliz, varamsi, 1st edition, 1983

96. Sharma P.V., Dravya Guna Vijnanam, Parte I/II/III/IV/V, chaukhamba Orientalia Publication, Varanasi, 4th edition, 2000

97. Sharma P.V., Vopadeva's Hrudayadipika Nighantu Nighantu and siddhamantra of vaidyacharya keshava, 1st edition, chaukhamba Amarbharati prakashan, varanasi, UP, 1997

98. Sharma surendra, shalya vijnana, parte I, Nath Pustak Bhandar, Rohtak, 1st

edição, 1994, 148-156pp

99. Sharma, P.V., Guruprasada, Kaiyadeva Kighantu (Pathyapathya vibodhaka), 1st edtion, chaukhamba orientalia, varanasi, PU, 1987

100. Shastri Ambkadatta, Bhaishajyaratnavali, Vidyotini Hindi teeks, Chaukhamba Sanskrit sansthan, Varanasi, 17th edition, 2004

101. Shastri Ambikadatta, sushruta samhita, comentário Ayurveda tatva sandipika Hindi, Chaukhamba Sanskrit sansthana, vatanasi, 14th edition, 2001

102. Shastri J.L.N., IIIustrated Dravyaguna vijnana, Chaukhamba Orientalia, Varanasi, UP, Vol.II, 1st edition, 2004, Drug No. 102, Karpura, 468-473pp

103. Singh Inderbir e pal G.P., Human embryology, McMillan India Ltd.Publication, Chennai, 7th edition, 7th edition, 3rd reprint, 2002 chapter 8, The skin and the appendages, 103 -109 pp

104. Singh Inderbir, textbook of Human Histology with colour atlas, Jaypee Brothers publication, new delhi, 4th edition, 2002, 193-195pp

105. Singhal GD et.al., Ancient Indian surgery, Vol I/II/III/IV/V/VI

106. Somen Das, A Concise Text Book of Surgery - Das publication, kolkata, west Bengal -10th edition pp 50-62

107. Srikanth murthy, K.R., Sharangadhara samhita de sharangadhara, chaukhamba Orientalia, varanasi, Up, 1st edition, 1984

108. Srikanth murthy, K.R., Vagbhata's Ashtang Hrudaya, Part I/II/III, 1st edition Krishnadas Academy, varanasi, UP, 1992

109. Srikanth murthy, K.R., Vagbhata's ashtang sangraha, parte I/II/III, 4th edition krishnadas academy, Varanasi, UP, 2003

110. Suramchandra, Kaviraj, ayurved ka Itihas, Parte I, chaukhamba Amarbharati Prakshan, varanasi, 2nd edition, 1978

111. Sushruta samhita com comentários de dalhana e gayadasa editados por Acharya Priyarat sharma, chaukhamba Orientalia publication, varanasi, UP, 6th edition, 1977, 50-55pp

112. Sushruta samhita com comentário nibandhasangraha de dalhanacharya, publicação chaukhamba orientallia, 5th edição, 1992

113. The Wealth of India and Raw materials, Conselho de Investigação Científica e Industrial, Nova Deli

114. Tripathi Indradeva, chakradatta de Sri. Chakrapanidatta, chaukhamba Sanskrit sansthan, varanasi, 1st edição, 1991.

115. Tripathi KD, Essentials of Medical Parmacology, Jaypee Brother, New Delhi, 3rd edition, 1994

116. Udupa e Shankaran, Sushruta's contribution to surgery, chaukhamba Orientalia, 85-86pp

117. Upadhyaya yadunandan, Ashtang Hridaya, comentário em hindi, 5th edições, Chaukhamba publication, varanasi, 1975.

118. Vaidya SS & Dole VA, Bhaishajya Kalpana Pratyakshika (Marathi), Anmol Prakashan, Pune, 2.ª edição, reimpressão, 1994, 99-100pp

119. Vaishya, Shaligram, Shaligram Nighantu (Hindi), 1st edition, khemraja Shrikrishnadas prakashan, Mumabai, MS, 1995

120. Varier, P.S., Arya Vaidya Shala, Indian Medicinal plants, Vol. II, 1st edition reprint, orient Longman ltd. Chennai, 1997

121. Y. S. Patil et. Al. - Determinantes da mortalidade em doentes queimados - um estudo do Govt. Medical Collage, Nanded - 1999 - The antiseptic - Volume 97 - No2, pp 59-60

122. Year Book 2002, Plastic and Aesthetic surgery, editores miller Stephen H. et. Al., Mosbey, capítulo 3, Trauma - Burns, 80-95pp

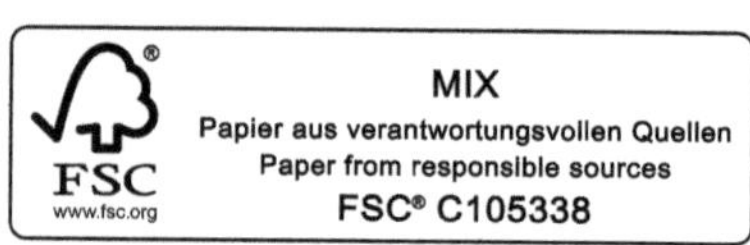

Printed by Books on Demand GmbH, Norderstedt / Germany